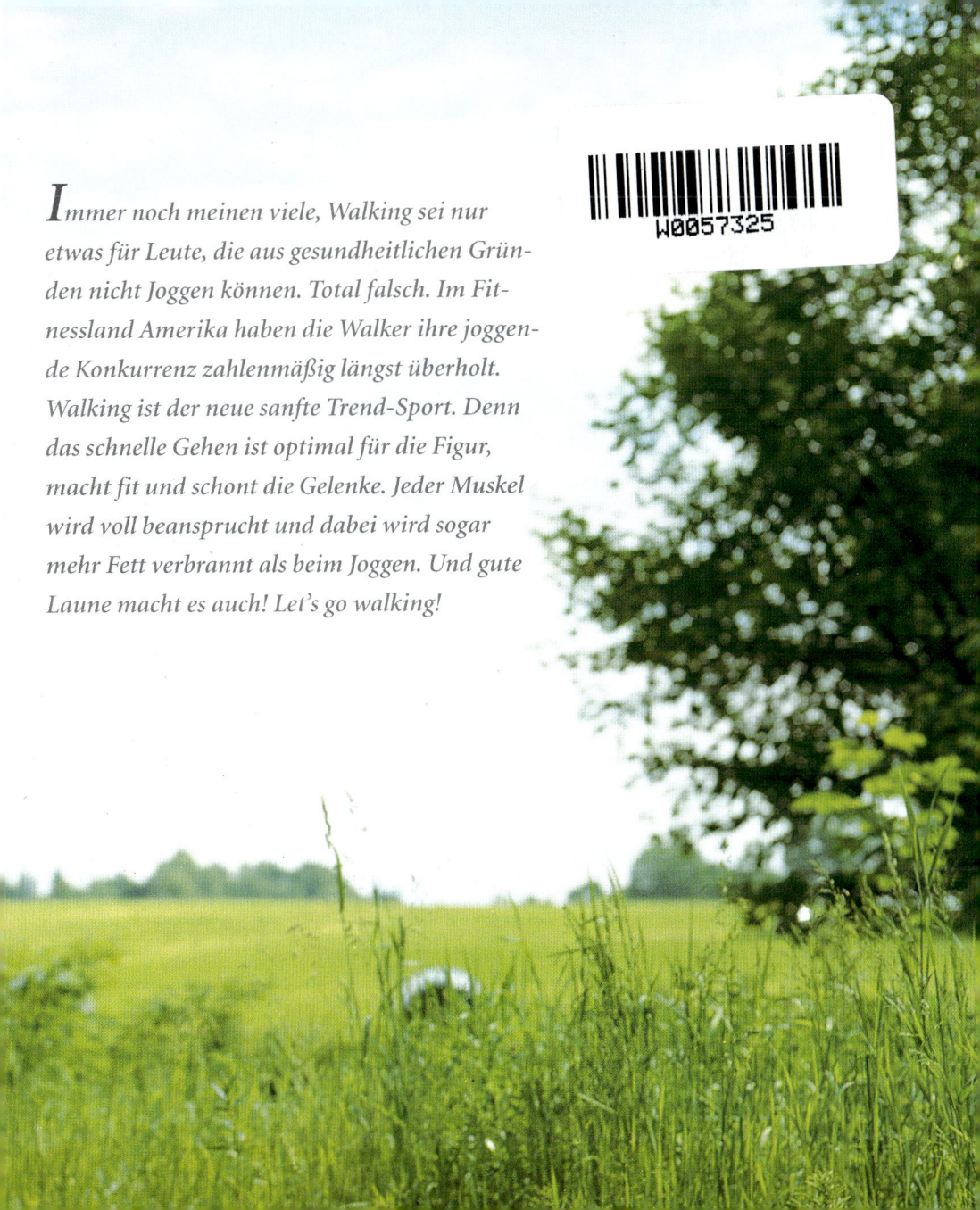

*I*mmer noch meinen viele, Walking sei nur etwas für Leute, die aus gesundheitlichen Gründen nicht Joggen können. Total falsch. Im Fitnessland Amerika haben die Walker ihre joggende Konkurrenz zahlenmäßig längst überholt. Walking ist der neue sanfte Trend-Sport. Denn das schnelle Gehen ist optimal für die Figur, macht fit und schont die Gelenke. Jeder Muskel wird voll beansprucht und dabei wird sogar mehr Fett verbrannt als beim Joggen. Und gute Laune macht es auch! Let's go walking!

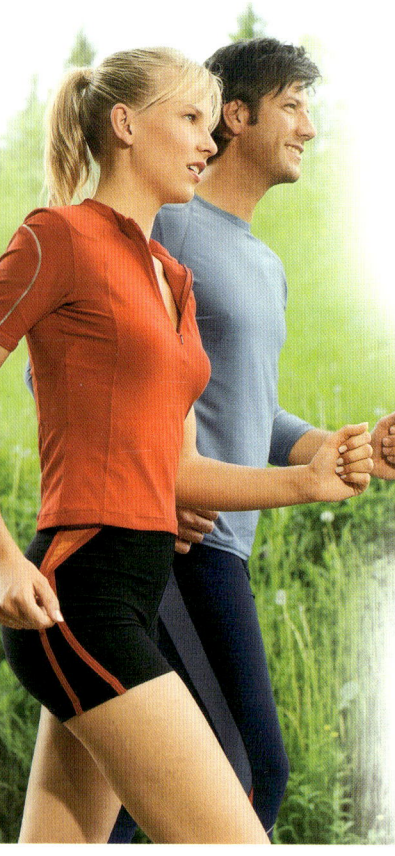

# Inhalt

## Walking Basics

| | |
|---|---|
| **Walking Basics** | **4** |
| **Power-Walking statt Jogging** | **5** |
| Weniger bringt mehr! | 5 |
| **Lauter gute Gründe, zum Walker zu werden** | **7** |
| **Fit for a Walk?** | **8** |
| Ihr persönlicher Fitness-Check-up | 8 |
| **Gute Schuhe bewahren vor Fehltritten** | **10** |
| Ohne Sportschuhe läuft nichts! | 10 |
| Was ziehe ich an? | 10 |
| **Hören Sie auf Ihr Herz** | **12** |
| Der ideale Trainingspuls | 12 |
| Mess-Varianten | 13 |
| **Erst mal tief luftholen** | **14** |
| Mit der richtigen Atmung läuft es wie von selbst | 14 |
| Drei Atemübungen | 14 |
| **So bleiben Sie am Ball** | **16** |
| Motivation ist alles | 16 |
| Wohlfühl-Walking | 17 |
| **Über Stock & Stein** | **18** |
| Walken kann man immer und überall | 18 |
| Walking-Routen nach Maß | 18 |

## Training Step by Step

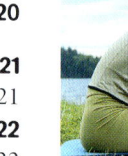
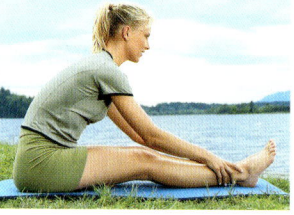

| | |
|---|---|
| **Training Step by Step** | **20** |
| **Walking beginnt im Kopf** | **21** |
| Einfach achtsam trainieren | 21 |
| **Technik für Anfänger** | **22** |
| Die optimale Körperhaltung | 22 |

Richtig gehen 22
Die Arme gehen mit 24
Tiefe Atmung 25
**Technik für Profis** **26**
Mehr Tempo! 26
Walking-Übungen für mehr Muskel-Power 26
Zen-Walking 27
**Die häufigsten Fehler und wie man sie vermeidet** **28**
Alles kein Problem … 28
**After Walk: Stretching!** **30**
Fünfmal Dehnen nach dem Walking 30
**Trends, Trends, Trends …** **32**
Extras für Walking-Hungrige 32

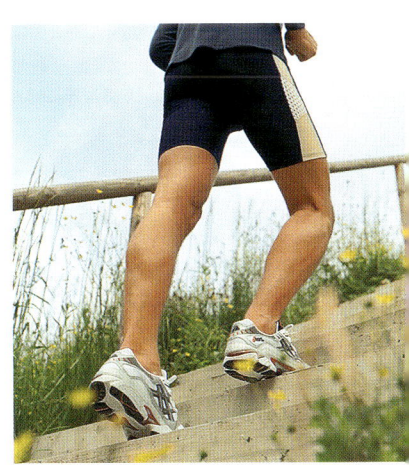

# Was ist **Ihr Ziel?** 34

**Maßgeschneiderte Walking-Programme** **34**
**Ich will …** **35**
**Einfach anfangen** **36**
Basisprogramm für Einsteigerinnen 36
**Schnell wieder voll fit!** **38**
Acht Wochen bis zum Walking-Profi 38
**Auf Dauer hilft nur Power** **40**
Bald nehmen Sie es mit jedem auf 40
**Rundum schlank, straff & fit** **42**
Das Programm zum Schlankwerden 42
Fatburner – so essen Sie sich schlank 42
**Good bye, Stress!** **44**
Walken verändert die innere Haltung 44

**Gesucht – gefunden** **46**
Buchtipps & Adressen 46
Sachregister 46

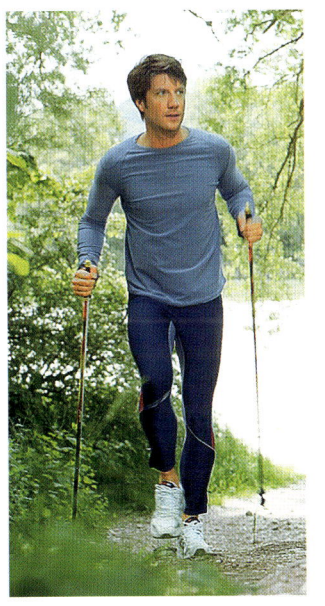

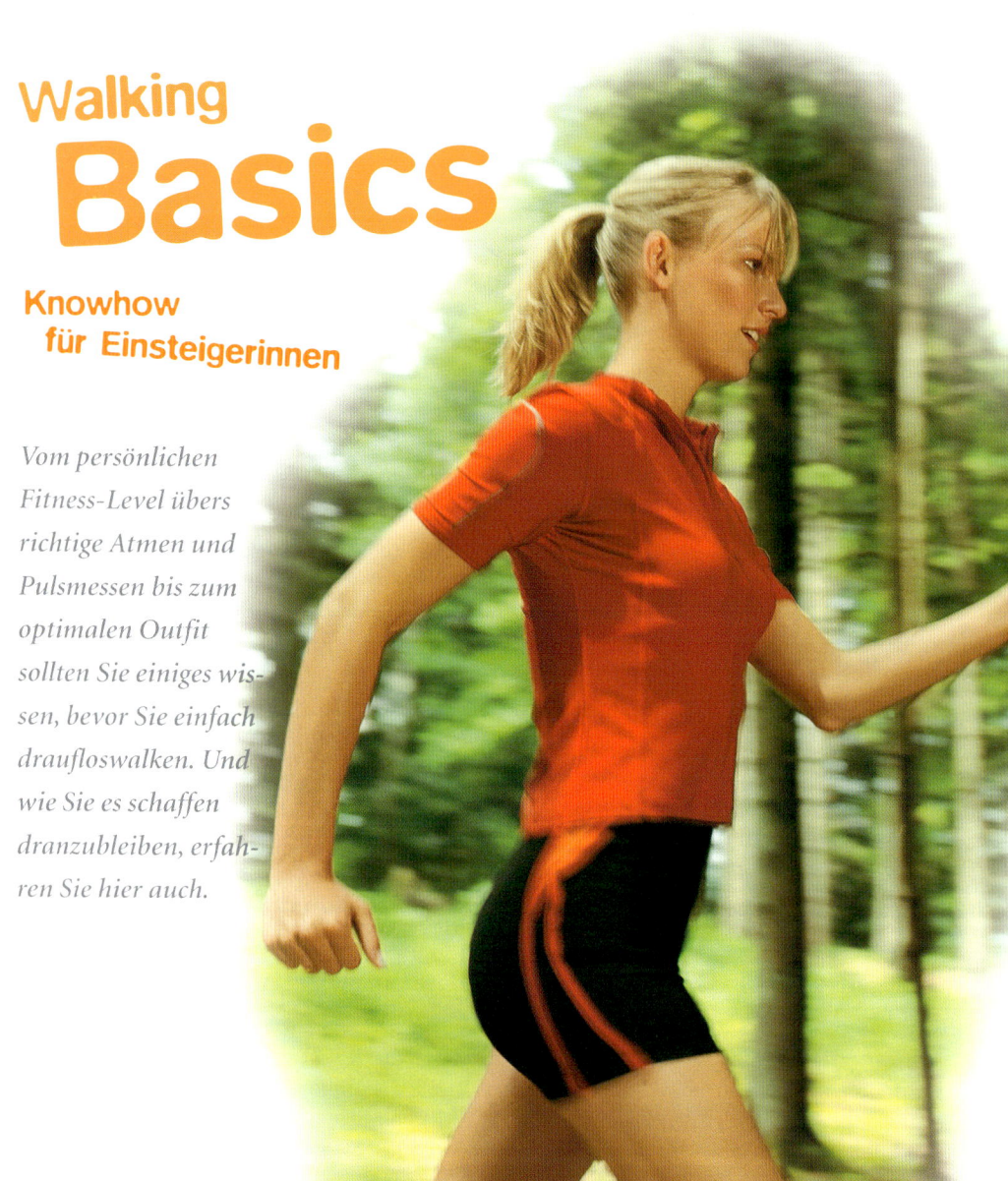

# Walking
# Basics

## Knowhow
## für Einsteigerinnen

*Vom persönlichen Fitness-Level übers richtige Atmen und Pulsmessen bis zum optimalen Outfit sollten Sie einiges wissen, bevor Sie einfach draufloswalken. Und wie Sie es schaffen dranzubleiben, erfahren Sie hier auch.*

# Power-Walking

## statt Jogging

Eine gute Nachricht für alle, die sich noch nie für einen schweißtreibenden Power-Sport begeistern konnten:

### Weniger bringt mehr!

Die Zeiten der harten Fitmacher sind vorbei. Nicht rennen bis zum Umfallen, sondern immer mit der Ruhe. Sogar passionierte Jogger haben ihr Lauftempo inzwischen einen Gang zurückgeschaltet, um nicht mehr aus der Puste zu kommen. Doch die Mehrbelastung der Bänder, Gelenke und Sehnen beim Joggen bleibt – und damit auch die erhöhte Verletzungsgefahr. Die typischen Jogger-Plagen sind verstauchte Knöchel, schmerzende Kniegelenke, überstrapazierte Bänder, entzündete Achillessehnen.

Walking ist die schonendere und gesündere Alternative.

Tatsächlich entspricht Walking der natürlichen Fortbewegung des Menschen.

### Gewöhnungsbedürftig

Manche schreckt allerdings ab, dass »Geher« bei uns immer noch Blicke auf sich ziehen. Oft wird Power-Walking auch mit dem olympischen Gehen verwechselt, dessen Bewegungen in der Tat merkwürdig aussehen. Den Amerikanern ist der Anblick eines Walkers längst vertraut. Im Geburtsland des Walking gehen alle mit, denen Joggen zu anstrengend und Spazieren zu langweilig ist.

### Easy Going

Schon der Begriff Power-Walking drückt aus, dass geübte Walker hohe Geschwindigkeiten erreichen können. Doch selbst bei schneller Gangart trifft der normale Geher mit kaum mehr als seinem Körpergewicht auf dem Untergrund auf, weil immer ein Fuß am Boden bleibt. Der Jogger hebt dagegen bei jedem

Schritt ab. Messungen haben bewiesen, dass er mit dem Drei- bis Vierfachen seines Körpergewichts »aufprallt«. Kein Wunder, dass Hüft-, Knie- und Fußgelenke dabei übermäßig belastet werden.

### 660 Muskeln walken mit

Walking ist ein dynamisches Gehen. Bereits auf niedrigstem Level bewegt man sich schneller als beim Spazierengehen. Das Tempo lässt sich beliebig steigern. Beim zügigen Walken mit Armeinsatz werden fast alle 206 Knochen und 660 Muskeln eingesetzt. Auf diese Weise bleibt man rundum fit und gesund. Man kann nicht nur vielen Krankheiten wie Herz-Kreislauf-Probleme, Osteoporose und Infektionen im wahrsten Sinne ent-gehen, sondern auch Gewicht abbauen.

### Ran an den Speck

Schritt für Schritt schlanker: Beim Walken bleiben die Pfunde auf der Strecke – und zwar dauerhaft, weil der Stoffwechsel lernt, schneller zu arbeiten. Das Geheimnis des Abnehmens liegt beim Walking nicht nur im erhöhten Kalorienverbrauch. Zusätzliche Energie wird bei verstärkter Bewegung immer verbraucht. Ausschlaggebend ist aber, aus welchen Speichern sie kommt.

● Bei kürzerer Bewegungsdauer holt der Körper sie vorwiegend aus seinen Kohlenhydrat-Vorräten, dann erst verheizt er die Fettreserven.

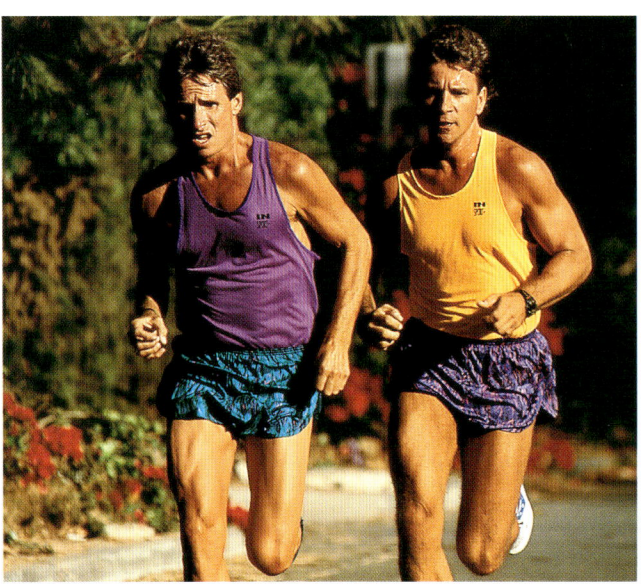

*Sich auszupowern bis zur totalen Erschöpfung können Sie anderen überlassen. Gesund ist es nicht und schlank macht es auch nicht.*

● Im Auge behalten muss man auch seinen Puls. Soll viel Fett verbrannt werden, heißt es: langsam Laufen. Beim Training im anaeroben Bereich werden statt Fett nur Kohlenhydrate verbraucht.

### Aerob oder anaerob?

Wer sich joggenderweise auspowert, trainiert *anaerob*. Der Körper befindet sich im Sauerstoffdefizit und verbrennt kein Fett, sondern nur Kohlenhydrate in Form von Glukose.

Zur Fettverbrennung benötigt der Organismus eine ausreichende Menge an Sauerstoff. Die kann er aber nur bei einem gemäßigtem Bewegungstempo aufnehmen. Man spricht deshalb beim Walken von einem *aeroben* Training (griech. *aer* = Sauerstoff).

# Lauter gute Gründe
## zum Walker zu werden

*Fitness-Profi Jürgen Decrusch nennt sie Ihnen hier. Der Diplom-Sportlehrer und Personal Trainer ist der fachmännische Berater für dieses Buch (mehr über ihn auf Seite 48). Er macht seine Klienten im Gehtempo fit und weiß, dass Walker immer gewinnen. Pfunde und Stress bleiben auf der Strecke.*

## FITNESS FÜR JEDEN

Keine Überanstrengung, keine Überbeanspruchung des Körpers, jederzeit und überall ausführbar, mit lauter positiven »Nebenwirkungen« – Walking ist einfach der ideale Sport für jedes Alter und Fitness-Level.

## ÜBERFLÜSSIGE PFUNDE SCHWINDEN

Der Körper wird über einen längeren Zeitraum exakt so beansprucht, dass überwiegend körpereigene Fettdepots abgebaut werden. Der prozentuale Körperfettanteil verringert sich nachweislich.

## POSITIVE AUSSTRAHLUNG

Das normale Gehen wird zu einer bewussten Tätigkeit. Selbst im Alltag beginnt man, sich anders zu bewegen als vorher: aufrecht, zügig, mit gezielten Schritten und lockeren Armen. Das strahlt Kraft und Energie aus.

## TRAINING FÜR DIE WICHTIGSTEN MUSKELN

Intensiv beansprucht werden Bein- und Pomuskulatur. Die Hüften arbeiten mit. Zugleich werden Rumpf- und Armmuskeln gestärkt. Insgesamt wird der Körper geschmeidiger.

## MENTALES WOHLBEFINDEN

Beim Laufen wird das Gehirn mit Sauerstoff regelrecht überflutet. Das macht den Kopf frei. Die Denkleistung verdoppelt sich. Außerdem wird mehr von dem Kreativitätshormon ACTH (Adrenocorticotrophes Hormon) produziert.

## MEHR LEISTUNGSFÄHIGKEIT UND AUSDAUER

Durch die Erhöhung der Sauerstoffaufnahmekapazität verbessert sich die Leistungsfähigkeit. Man ermüdet nicht so schnell. Stress ist leichter zu bewältigen, weil das vegetative Nervensystem umschaltet und weniger Stresshormone aktiviert werden.

## FITNESS FÜRS HERZ-KREISLAUF-SYSTEM

Ein trainiertes Herz muss weniger oft schlagen. Der Herzmuskel pumpt mehr Blut in den Kreislauf. Durch die verbesserte Herztätigkeit verringert sich die Herzinfarktgefahr, und der Bluthochdruck wird bekämpft.

## SCHUTZ VOR OSTEOPOROSE

Ab dem 40. Lebensjahr nimmt die Knochenmasse jährlich um 0,5 bis 1,5 Prozent ab. Walking bremst den Abbau und unterstützt sogar den Wiederaufbau. Denn das stärkende Calcium aus der Nahrung kann nur bei regelmäßiger Bewegung in die Knochen eingebaut werden.

## POWER FÜRS IMMUNSYSTEM

Die körpereigene Abwehr ist ständig im Einsatz gegen Bakterien und Viren. Sofahocken schwächt das Immunsystem. Bei einem aeroben Lauftraining nimmt die Zahl der Abwehrzellen zu. Das Immunsystem arbeitet um mehr als 30 Prozent effektiver als bei Sportmuffeln.

# Fit
## for a Walk?

### Ihr persönlicher Fitness-Check-up

Mit den folgenden drei Übungen können Sie feststellen, wie gut Sie in Form sind und welche Laufprogramme (ab Seite 34) Ihrem Fitness-Level entsprechen.

➤ Die Auswertung des Tests ist einfach: Sie kreuzen nach jeder Übung **a**, **b** oder **c** an. Der Buchstabe mit den häufigsten Wertungen entspricht Ihrem momentanen Fitness-Zustand.
Für die erste Übung benötigen Sie eine Uhr mit Sekundenzeiger, weil es dabei um Zeit geht.
Und nun viel Erfolg!

### 1. Kraft

➤ Sie stellen sich barfuß mit dem Rücken an eine Wand oder einen Baum. Die Beine schulterbreit grätschen. Nun rutschen Sie mit dem Rücken an der Wand/am Baum nach

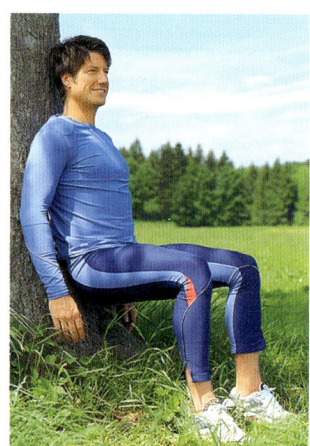

*Kraft-Test mit dem Rücken an einem Baum oder einer Wand: Wie lange können Sie diese Position problemlos halten?*

unten, bis sich Ihre Oberschenkel in waagrechter Position befinden. Die Füße so weit nach vorn schieben, dass Ober- und Unterschenkel einen rechten Winkel bilden. Ziel der Übung ist es, die Stellung möglichst lange zu halten. Der Rücken bleibt an der Wand.

### Wie lange haben Sie durchgehalten?

**a** bis 20 Sekunden
**b** bis 40 Sekunden
**c** 1 Minute und länger

### 2. Kondition

➤ Diesmal müssen Sie Treppen steigen. Zu Fuß geht's in den sechsten Stock (etwa 100 Stufen). Am besten Turnschuhe anziehen. Bevor es losgeht, messen Sie Ihren Puls und merken sich, wie oft Ihr Herz pro Minute schlägt. Sie steigen in einem gemäßigten Tempo möglichst gleichmäßig Stufe um Stufe höher. Oben angelangt messen Sie erneut Ihren Puls.

### Um wieviel ist Ihr Puls gestiegen?

**a** Sie mussten unterwegs mindestens eine Pause einlegen, sind völlig außer Atem. Ihr Herz klopft über 50-mal öfter in der Minute.
**b** Zwar haben Sie es ohne Zwischenstop bis nach oben geschafft, aber Ihr Atem geht schneller und der Puls ist um 40 bis 50 Schläge erhöht.
**c** Problemlos haben Sie das Ziel erreicht. Puls und Atem sind nur leicht erhöht. Sie zählen maximal 30 Pulsschläge mehr als vor der Übung.

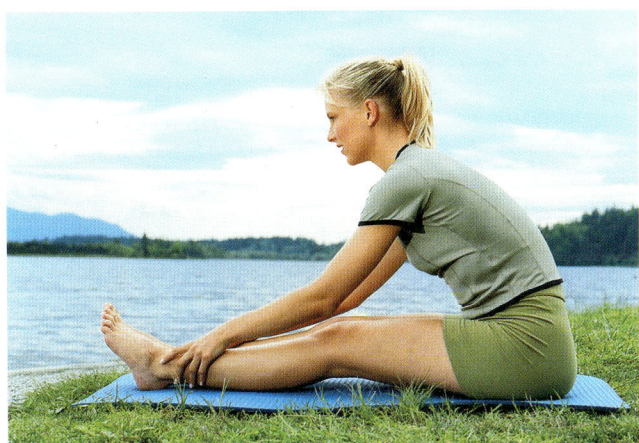

*Beweglichkeits-Test: Wie dehnbar sind Rücken und Beine?*

## 3. Beweglichkeit

➤ Sie setzen sich auf den Boden, Beine ausgestreckt. Die Füße sollten sich an den Knöcheln berühren, die Knie sind durchgedrückt. Nun beugen Sie den Oberkörper mit möglichst geradem Rücken so weit nach vorn, dass Ihre Hände die Füße berühren und Ihre Nasenspitze sich den Knien nähert – schön langsam und nicht mit Schwung. Versuchen Sie, die maximale Dehnposition mindestens zehn Sekunden zu halten, bevor Sie langsam den Rückzug antreten.

### Wie weit sind Ihre Fingerspitzen gekommen?

**a** Sie hatten Schwierigkeiten, nur annähernd Ihre Fesseln zu berühren – ohne Chance, die Position zu halten, so hat es in Rücken und Beinen gezogen.

**b** Ihre Fingerspitzen haben es zwar bis zu den Fußgelenken geschafft, aber Sie konnten die Dehnposition keine zehn Sekunden lang durchhalten.

**c** Ohne Schwierigkeiten haben Sie Ihre Fußspitzen umfasst und die Dehnung vollständig ausgeführt.

## Ihr Testergebnis

**a-Werte** bedeuten, dass es mit Ihrer Fitness nicht gerade zum Besten steht. Höchste Zeit, dass Sie etwas für Ihren Körper und Ihre Gesundheit tun. Am besten fangen Sie mit unserem Basis-Kurzprogramm für Einsteiger an (Seite 36).

**b-Werte** bestätigen einen befriedigenden Trainingszustand. Allerdings sollten Sie sich nicht auf Ihren Lorbeeren ausruhen, sondern sich weiter verbessern. Sie werden sehen, dass Sport dann noch mehr Spaß macht. Probieren Sie es mit dem Walking-Programm zum Fitwerden (Seite 38).

**c-Werte:** Herzlichen Glückwunsch! Sie sind auf dem besten Weg zum Fitness-Profi. Ihr Körper ist gut bis sehr gut trainiert. Sie können beim Walken bereits größere Anforderungen an sich stellen. Optimal wäre für Sie ein Training im hügeligen Gelände mit unserem Ausdauer-Programm (Seite 40).

# Gute Schuhe
## bewahren vor Fehltritten

Am Schuhwerk sollten Sie keinesfalls sparen. Ein guter Walking- oder Joggingschuh bietet dem Fuß Stabilität und optimale Dämpfung.
Mit normalen Turnschlappen loszulaufen, verdirbt nicht nur den Spaß. Es ist sogar gefährlich.

## Ohne Sportschuhe läuft nichts!

Schließlich geht auch keiner in Pumps zum Bergsteigen oder schwingt sich mit Flossen aufs Fahrrad. Für jeden Sport gibt es Schuhe, die den speziellen Anforderungen gerecht werden. Ansonsten müssen Sie sich über die oft schmerzhaften Folgen nicht wundern.
Beim Laufen, egal ob schnell oder langsam, sind vor allem Stabilität und Passform der Schuhe wichtig.

## tipp:

### WAS ZIEHE ICH AN?

● Ein spezielles Outfit ist nicht erforderlich. Hauptsache, es ist bequem und engt nirgends ein.

● Von Vorteil sind pflegeleichte Baumwollsachen. Lieber mehrere dünne Teile übereinander tragen, die man beim Gehen ausziehen und um die Hüfte binden kann.

● Praktisch bei Regen ist eine leichte, wasserabweisende Outdoor-Jacke aus atmungsaktivem Material mit Kapuze.

## Auf den Leisten kommt es an

Im Gegensatz zu normalen Straßenschuhen, die man »einläuft«, muss ein Sportschuh von Anfang an perfekt passen. Ausschlaggebend dafür ist ein Schuhleisten, der der Anatomie der Füße entspricht. Deshalb sitzt auch nicht jedes Modell bei jedem gleich gut. Als Frau fragen Sie nach speziellen Damenleisten. Ohnehin lohnt es sich, beim Kauf die Beratung einer Fachkraft in Anspruch zu nehmen. Probieren Sie wenigstens zwei Paar Trainingsschuhe von verschiedenen Herstellern an, damit Sie die Unterschiede fühlen.

## Freiheit für die Füße

Mindestens einen Zentimeter »Luft« brauchen die Zehen im Schuh, weil sie sich beim Laufen nach vorn strecken. Außerdem schwillt der Fuß mit der Zeit an. Stößt man an der Spitze an, verkrampft sich der Fuß. Es gibt Blasen und blutunterlaufene Zehennägel. Am wenigsten schwitzen die Füße in einem atmungsaktiven, stabilen Obermaterial aus Nylon, das die Treter leicht und luftdurchlässig macht. Weil Leder super strapazierfähig ist, dabei elastisch und stützend, werden viele Schuhe im Materialmix angeboten. Um zusätzliche Sicherheit zu gewährleisten, müssen Kappe und Ferse verstärkt sein.

### Wie auf Wolken gehen

Ausgeklügelte Sohlensysteme
aus Kunststoff-Röhren oder
konkav gewölbten Einlagen
sollen eine optimale Druck-
dämpfung bringen. Auf Fer-
senluftkissen »schwebt« man
nahezu durchs Gelände. Viel
wichtiger ist allerdings, dass
die Sohle flexibel genug
bleibt, damit sich der Fuß im
Ballenbereich bequem beu-
gen lässt. Mangelnde Elasti-
zität lässt sich durch Wringen
des Schuhs leicht feststellen.

### Variante Walkingschuh

Für den »Normal-Walker«
genügen gute Laufschuhe
vollkommen. Wer allerdings
sehr lange Strecken geht,
sollte sich spezielle Walking-
schuhe zulegen. Deren Sohle
ist an den Fersen leicht abge-
schrägt. Dadurch wird die
Ferse beim Aufsetzen unterstützt. Eine Erhöhung unter-
halb des Fußballens erleichtert dem Fuß das Abstoßen.

*Schritt für Schritt zum Walker –
mit dem richtigen Schuh.*

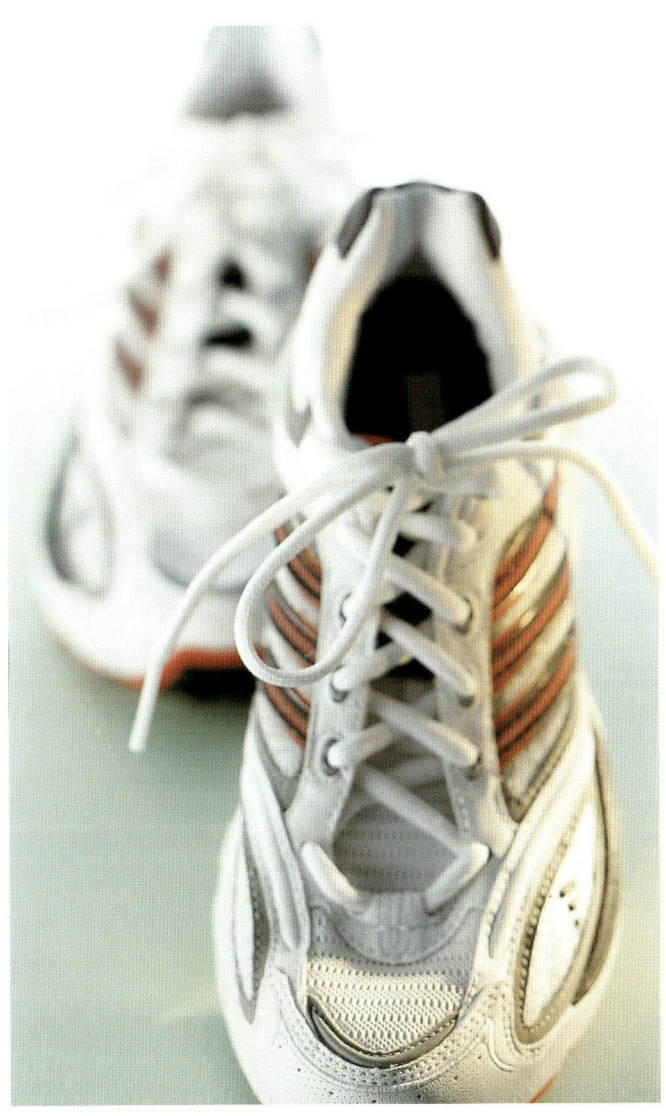

# Hören Sie auf Ihr Herz!

## Der ideale Trainingspuls

Normalerweise pumpt ein gesundes Herz in Ruhe mit 60 bis 80 Schlägen pro Minute bis zu sieben Liter Blut durch die Adern. Wer Sport treibt, spürt bald, wie sein Herz öfter schlägt. Aber auch Kreislauf und Lungen werden stärker gefordert. Die erhöhte Pulsfrequenz deutet darauf hin, dass die Muskeln hart arbeiten müssen und dafür viel Sauerstoff brauchen. Der Puls ist sozusagen ein Messinstrument für die momentane Übungsintensität.

### Wer übertreibt, schadet sich!

Je nach Stärke der körperlichen Anstrengung kann die Pulsfrequenz auch beim Walking über 180 Schläge pro Minute erreichen. Erstrebenswert ist das nicht. Sie powern sich aus und geraten danach in ein Leistungstief,

das Sie müde und konzentrationsschwach macht.

### Ihrem Körper können Sie vertrauen

Ein sicheres Anzeichen, dass Sie zu schnell gehen: Der Atem wird knapp und Sie können sich nicht mehr flüssig unterhalten.
Um gezielt etwas für die Gesundheit zu tun und schneller Fettpolster abzubauen, ist das individuell richtige Tempo ausschlaggebend. Der optimale Bereich der Belas-

tung liegt zwischen Unterforderung und Überlastung. Mit der Zeit entwickeln Sie dafür ein gutes Gefühl. Anfangs sollte man jedoch auf Nummer sicher gehen und seinen Puls während des Trainings überprüfen.

### Sie werden immer besser

Wer regelmäßig trainiert, spürt den Effekt auch am Puls: Selbst bei schnellerem Tempo bleibt die Pulsfrequenz gleich. Ein sicheres Zeichen für mehr Kondition.

## info:

### DIE FORMEL DES ERFOLGS

Sportmediziner haben eine Formel entwickelt, nach der man seine optimale Trainingspuls-Frequenz ausrechnen kann. Diese Faustregel gilt für Frauen und Männer gleichermaßen. Sie lautet:

● 220 Herzschläge minus Lebensalter ergibt den maximalen Pulsschlag.
● Zieht man davon ein Drittel ab, erhält man die Pulszahl pro Minute (60 bis 70 Prozent), bei der man sich in der optimalen Power-Walking-Zone befindet. Man nennt es auch den »aeroben« Bereich (Seite 6).

Beispiel: Wenn Sie 30 Jahre alt sind, haben Sie einen Maximal-Puls von 220 minus 30 = 190. Davon 60 bis 70 Prozent ergibt die für Sie optimale Trainingsfrequenz von 115 bis 135 Herzschlägen pro Minute.

## Mess-Varianten

### Legen Sie Hand an

➤ Pulsmessen am Handgelenk, wie es auch der Arzt macht, ist die simpelste Methode. Legen Sie Zeige- und Ringfinger der rechten Hand auf die Schlagader an der Innenseite Ihres linken Handgelenks. Und zwar genau unter den Daumenansatz. Wenn Sie mit den Fingern einen leichten Druck auf diese Stelle ausüben, können Sie Ihren Pulsschlag fühlen. Zur Messung benötigen Sie eine Uhr mit Sekundenzeiger. Haben Sie Ihren Puls gefunden, schauen Sie auf die Uhr und zählen 30 Sekunden lang die Schläge. Mit 2 multipliziert, erhalten Sie Ihre momentane Pulsfrequenz.

### Stop and check

Beim Walking empfiehlt es sich, gerade in den ersten Wochen, zwischendurch ab und zu den Puls zu messen – um immer auf dem Laufenden zu sein. Zum manuellen Puls-Check muss man allerdings einen Stop einlegen. Während des Gehens ist es nahezu unmöglich, den Puls zu ertasten und zu zählen. Ist der ermittelte Wert zu hoch, warten Sie, bis der Puls sich wieder normalisiert hat. Bei zu niedrigem Wert können Sie einen Schritt zulegen.

### Am Puls der Zeit

● Schneller und zuverlässiger wird die ideale Trainingsfrequenz von einer Pulsmessuhr errechnet. Für Anfänger am einfachsten zu handhaben sind Standardmodelle. Man legt die Spitze des Zeigefingers auf den Sensor der Uhr, und zehn Sekunden später erscheint der aktuelle Pulswert am Display.

● Noch komfortabler sind Herzfrequenzmesser aus Pulsuhr und Brustgurt. Sie messen mit EKG-Genauigkeit. Ein Gurt mit eingebautem Sender wird um den Brustkorb geschnallt. Er registriert den Herzschlag und funkt ihn zur Uhr am Handgelenk, die den aktuellen Puls anzeigt. Bei manchen Uhren kann man die Grenzwerte einstellen und ein Signal ertönt, sobald man zu schnell oder zu langsam geht.

● Noch raffinierter sind Messgeräte mit Minicomputer. Je nach Fitness-Zustand und Tagesform ermitteln sie jedes Mal neu den Soll-Puls und kontrollieren ihn während des Trainings.

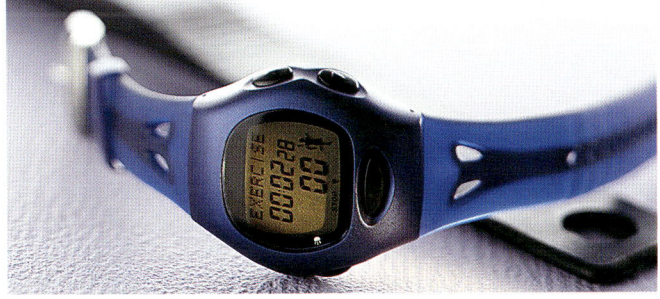

# Erst mal
## tief
## luftholen

Ohne Essen können wir wochenlang überleben, ohne Wasser einige Tage. Ohne Sauerstoff sterben unsere Gehirnzellen schon nach wenigen Minuten. Trotzdem widmen wir der Atmung kaum Aufmerksamkeit. Wir atmen automatisch, aber oft nicht tief genug. Im Alltag geht uns deshalb, gerade unter Stress und Anspannung, viel Energie verloren. Denn die richtige Atemtechnik beflügelt Kreislauf und Denkvermögen.

## Mit der richtigen Atmung läuft es wie von selbst

Beim Sport ist es ähnlich. Durch die Anstrengung beschleunigt sich die Atmung. Weil der Körper nach mehr Sauerstoff verlangt, holt man unwillkürlich tiefer und schneller Luft. Untrainierte geraten deshalb leichter außer Atem.

### Atmen im Vierertakt

Sie können Ihre Atmung aktiv unterstützen, indem Sie sie an den Rhythmus der Walking-Schritte anpassen.
➤ Atmen Sie tief und gleichmäßig auf vier Schritte ein, auf vier Schritte aus. Steigern Sie Ihr Gehtempo, können Sie die Atmung auf einen Dreiertakt umstellen.
➤ Idealerweise saugen Sie die Luft durch die Nase ein und lassen sie durch den Mund wieder ausströmen. Das macht Sinn. Auf diese Weise nämlich wird die Luft gereinigt, angewärmt und befeuchtet, bevor sie in die Atemwege gelangt.

Wird mehr Sauerstoff benötigt, kann er immer noch durch Mundatmung gedeckt werden.
Geraten Sie trotzdem mal in Atemnot, verlangsamen Sie Ihr Tempo und bleiben so lange stehen, bis Sie sich erholt haben.

### Wenn es in der Seite sticht

Seitenstechen deutet ebenfalls auf einen Sauerstoffmangel hin – beispielsweise in der Leber. Dort wird Fett in Zucker und später in Energiestoffe für die Muskulatur umgebaut. Hat die Leber zu wenig Sauerstoff zur Verfügung, macht sie durch Schmerz auf ihr Defizit aufmerksam. Ist das Zwerchfell unterversorgt, kann es ebenfalls Seitenstiche verursachen.
➤ Das hilft: Stehen bleiben, mit der Hand auf die schmerzende Stelle drücken, bis der Schmerz abgeklungen ist, und tief atmen.
➤ Eine Erste-Hilfe-Atemübung finden Sie auf Seite 25.

## Drei Atemübungen

… zur Entspannung, für mehr Power und Sensibilität:

»Ich atme doch«, werden Sie sagen. Aber haben Sie Ihrem Atem schon mal richtig nachgespürt, wie er in den Körper strömt und schließlich die Lungen füllt?

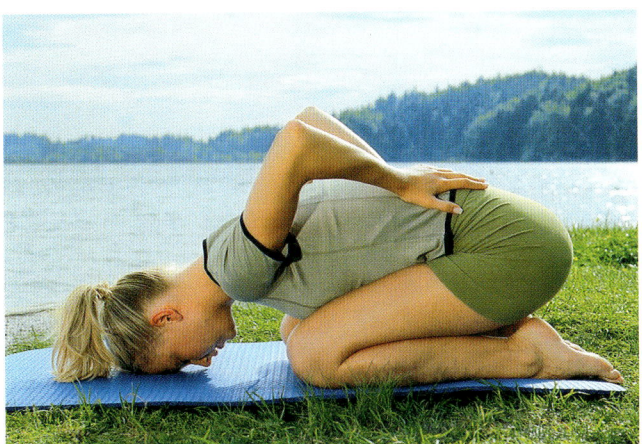

*Bewusstes Bauchatmen: Mit dieser Übung können Sie nicht nur Ihrer Atmung bewusst nachspüren, sondern sie auch gezielt vertiefen.*

### Bewusstes Bauchatmen

**1.** Knien Sie sich auf den Boden. Vom Fersensitz aus gehen Sie in »Päckchenstellung«: Sie legen die Brust auf die Oberschenkel und berühren mit der Stirn den Boden. Die Hände ruhen auf dem Rücken in Höhe der Lendenwirbelsäule.

**2.** Dort spüren Sie, wie weit das Zwerchfell sich ausbreitet, wenn Sie jetzt tief ein- und ohne Druck langsam wieder ausatmen.

Auf diese Weise werden Teile der Lunge belüftet, die normalerweise kaum benutzt werden.

### Übung für die Nasenatmung

Eine Technik, die gleichzeitig entspannt und erfrischt. Indische Yogis wenden die Wechselatmung an, um den Geist zu beruhigen.

**1.** Sie halten mit einem Finger das linke Nasenloch zu und atmen durch das rechte Nasenloch ein.

**2.** Dann halten Sie das rechte Nasenloch zu und atmen durch das linke aus.

**3.** Nun links ein- und rechts ausatmen.

➤ Haben Sie die Übung wechselseitig zwei Minuten lang gemacht, spüren Sie den Relax-Effekt.

### Die Atemtiefe fühlen

Meist nehmen wir es nicht wahr, wenn wir zu schnell oder ungleichmäßig oder nicht tief genug atmen. Diese Übung verhilft zu mehr Sensibilität:

**1.** Legen Sie sich rücklings auf den Boden, die Unterschenkel zur Entlastung der Lendenwirbelsäule auf einen Stuhl. Stapeln Sie drei dickere Bücher auf dem Bauch.

**2.** Während Sie tief und langsam ein- und ausatmen, konzentrieren Sie sich mit geschlossenen Augen auf das Gewicht.

**3.** Nehmen Sie ein Buch nach dem anderen herunter und erspüren Sie den Unterschied bei der Atmung.

# So bleiben Sie
# am Ball

Der Absprung von der Couch ist endlich geschafft. Nur, wie bleibt man am Ball? Wer sich zwingen muss, seine Laufschuhe zu schnüren, verliert schnell den Spaß am Sport und gibt wieder auf.

## Motivation ist alles

Deshalb sollten Sie nur walken, wenn Sie Lust dazu haben und sich Ihr Körper dabei gut fühlt. Nur dann stellt er seine optimale Leistungskraft zur Verfügung.

### Nachtigall oder Lerche?

Wer sich als Morgenmuffel zwingt, in aller Frühe seine Runden zu drehen, wird nie wirklich Spaß dabei haben. Vieles hängt von chronobiologischen Abläufen ab. Neben den allgemeinen Leistungsphasen gibt es auch individuelle Hochs und Tiefs.

● Wer morgens spontan erwacht, noch bevor der Wecker läutet, und ohne Mühe

*Nicht jeder mag morgens aus dem Bett in die Laufschuhe springen und munter loswalken. Doch wenn Sie ein Morgenmensch sind, dann nutzen Sie die Gunst der Stunde!*

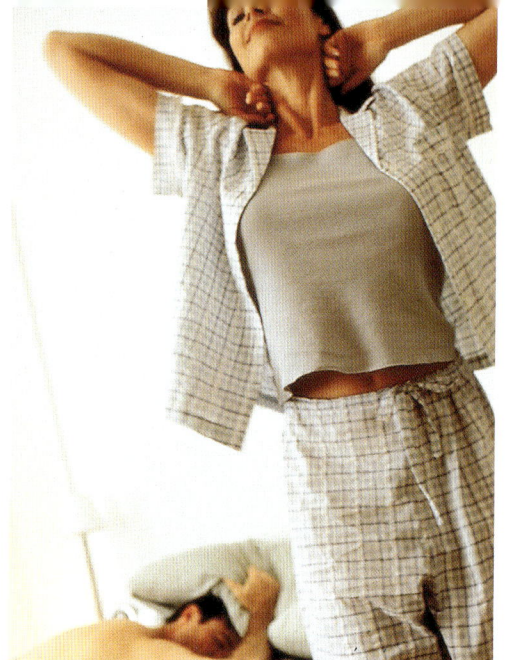

aufsteht, ist ein Morgenmensch. Frühsport ist dann das Thema. »Lerchen« sollten das Training in diese Aktiv-Phase legen, weil schon am Nachmittag ihre Energie deutlich nachlässt.

● Nachtaktive sind typische Morgenmuffel, die nur schwer aus den Federn kommen. Zur Hochform läuft der Organismus erst in der zweiten Tageshälfte auf. Der spätere Nachmittag oder Abend ist deshalb für »Nachtigallen« die effektivste Trainingszeit.

● Für beide Typen gilt: Möglichst immer zur gleichen Uhrzeit trainieren. Der Körper kann sich besser darauf einstellen und ist zu mehr Leistung bereit.

### Fest einplanen

Machen Sie Walking zu einer festen Gewohnheit, auf die Sie nicht mehr verzichten wollen. Dafür sorgt schon die verstärkte Endorphin-Ausschüttung beim Walken. Diese opiumähnlichen Stoffe erzeugen ein Glücksgefühl, das Sie bald nicht mehr missen wollen. Auch Untrainierte erreichen erstaunlich schnell diesen euphorischen

Zustand. Außerdem hilft eine gewisse Regelmäßigkeit beim Training nicht nur dranzubleiben. Sie ist auch Voraussetzung dafür, dass sich der gewünschte Erfolg einstellt. Drei- bis viermal pro Woche sollten Sie feste Walking-Termine in Ihrem Zeitplaner notieren.

Fällt es Ihnen allein schwer, verabreden Sie sich mit einer Freundin zum Lauftreff.

### Für Abwechslung sorgen

Leichter walkt es sich, wenn Sie nicht täglich die gleiche Runde drehen. Raus aus dem Alltagstrott und dem Auge Abwechslung bieten! Mindestens einmal pro Woche sollten Sie sich eine neue, interessante Route aussuchen. Manchmal hilft es schon, die Standardstrecke mal anders herum zu bezwingen.

### Trübe Aussichten?

Wenn Sie ohnehin schon mies drauf sind und sich dann auch noch ein grauer Regentag vor dem Fenster präsentiert, sind Anlauf-

schwierigkeiten so gut wie vorprogrammiert. Überlisten Sie sich selbst! Ein funktionelles Outfit erleichtert den Weg vor die Tür.

## Wohlfühl-Walking

Walking ist die perfekte Ausdauersportart gegen den Alltagsstress. Auf der biochemischen Ebene sorgt die vermehrte Endorphin-Produktion und die Ausschüttung von Anti-Stresshormonen für Ausgeglichenheit und Stabilität. Die Konzentration auf die Atmung und die Geräusche der freien Natur bewirken eine fast meditative Entspannung.

Ein grundsätzlicher Fehler wäre es deshalb, sich beim Sport unter Leistungsdruck zu setzen. Denken Sie beim Walken nicht an die Pfunde, die Sie so dringend verlieren wollen, oder an ein angestrebtes Zeitziel. Sagen Sie sich lieber: »Ich walke, weil es mir Spaß macht und ich mich hinterher so viel besser fühle.«

## tipp:

### Lauter gute Ausreden

● *»Ich habe keine Zeit.«* Schaffen Sie sich Freiräume! Draußen zu walken ist die optimale »Tankstelle« für gute Laune und neue Power.

● *»Walken ist langweilig.«* Stimmt nicht. Es liegt an Ihnen, für Abwechslung zu sorgen. Beispielsweise durch reizvolle Laufstrecken. Oder nehmen Sie einen Walkman mit Ihrem Lieblingstape mit.

● *»Ich bin viel zu dick und breche ohnehin nach 5 Minuten zusammen.«* Jeder Anfänger fühlt sich unbehaglich. Doch gerade beim Walking können Sie genau steuern, wie anstrengend es für Sie ist. Lassen Sie es einfach langsam angehen.

● *»Ich mag nicht allein trainieren.«* Muss ja auch nicht sein. Suchen Sie sich Gleichgesinnte mit Ihrem Fitness-Level. Sie werden sehen: Bei einem gepflegten Smalltalk fliegen die Kilometer nur so an Ihnen vorbei.

# Über
# Stock & Stein ...

## Walken kann man immer und überall

Das ist das Gute daran. Walking ist weder an Zeit noch an Orte gebunden. Wer viel reist, sollte Laufschuhe, Jacke und Trainingshose immer im Gepäck haben.
Eine geeignete Walking-Strecke findet sich überall. Manche Hotels legen sogar in die Zimmer Lagepläne für die nächstgelegenen Laufrouten, oder man kann sie an der Rezeption erfragen.
Auf Wunsch wird auch ein Personal Trainer als »Mitgeher« vermittelt.

## Walking-Routen nach Maß

Aussuchen sollten Sie ein neues Terrain in erster Linie nach Ihrem Können. Denn jedes Gelände stellt andere Anforderungen. Je höher der Schwierigkeitsgrad, desto

## tipp:

### SPASS IN DER GRUPPE

Walken in der Gruppe fördert nicht nur die Kondition, sondern auch die Kommunikation. Ein super Puls-Check: Wenn Sie noch genug Luft haben, um sich zu unterhalten, stimmt das Tempo.

● Damit das Walking mit anderen gut läuft, sollte nicht nur das Fitness-Niveau einigermaßen übereinstimmen, sondern auch die Motivation. Nicht jeder ist gleich belastbar und verfolgt dieselben Ziele. Klären Sie das vorab.

anstrengender das Training. Ausschlaggebend ist schließlich nicht nur die Geschwindigkeit beim Walken. Bewegt man sich im hügeligen Gelände im gleichen Tempo fort wie auf ebenen Parkwegen, muss der Körper mehr Leistung erbringen. Bemerkbar macht es sich in der erhöhten Herzfrequenz.
Am schönsten und entspannendsten ist es in jedem Fall,

in der freien Natur zu laufen mit guter Luft und Ruhe. Bei Vögelgezwitscher und Blätterrauschen stellt sich viel schneller ein beschwingtes Walking-Feeling ein als auf dem Laufband im Fitness-Studio.

### Walk im Park

➤ Ebene Wege sind das perfekte Anfänger-Terrain. Hier können Sie sich am besten an Lauf- und Atemtechnik und an das richtige Tempo gewöhnen. Ideal sind befestigte Pfade oder weiche, gut federnde Waldwege. Schotter- und Sandrouten sind weniger geeignet, weil sie Walking-Tempo und -Rhythmus stören. Asphaltstraßen sind zwar verführerisch, weil man schnell vorankommt. Doch der harte Untergrund belastet auf Dauer auch in gut dämpfenden Schuhen Wirbelsäule, Bänder und Gelenke.
➤ Fortgeschrittene trainieren im Flachland mit höherem Tempo und über längere Strecken.

## Bergauf, bergab

➤ Hügeltraining ist nur etwas für Fortgeschrittene, um Abwechslung in die Routine zu bringen. Steigungen im Walking-Stil hochzugehen und dabei das Tempo beizubehalten, stellt eine ganz besondere Herausforderung dar. Nehmen Sie sie nur in Angriff, wenn Sie wirklich Lust darauf haben – und auch dann nicht jeden Tag. Ständige Hügelwalker muten ihren Beinmuskeln nämlich extrem viel zu. Speziell beim Bergabgehen in Falllinie bekommen die Knie den gesamten Druck ab, Meniskus und Kreuzbänder werden dabei übermäßig belastet.

## Offroad-Abenteuer

➤ Hier findet der Ausdauer-Walker sein Bewegungsfeld. Abseits der ausgetretenen Wege wird Walking zum Abenteuer. Fast jedes Waldstück bietet solche Möglichkeiten. Halten Sie Ausschau nach Trampelpfaden und ungenützten Waldpassagen,

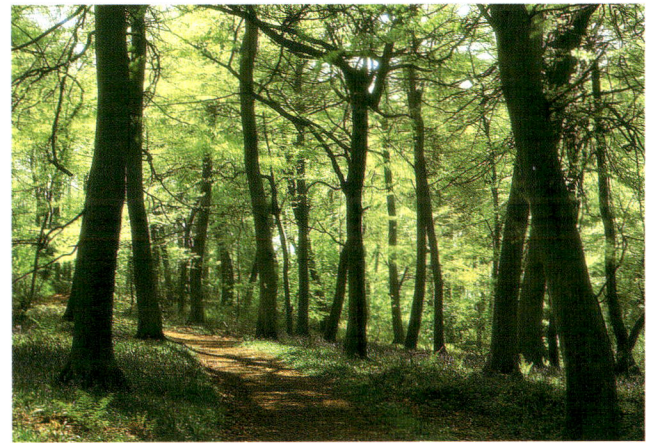

*Wenn Sie den Park oder Wald nicht vor der Tür haben, dann gönnen Sie sich wenigstens am Wochenende den Genuss, im Grünen zu walken.*

wo Äste und Wurzeln Ihren Weg kreuzen. Auf diesen Schleichwegen ist es besonders wichtig, den Blick am Boden zu haben. Denken Sie auch daran, dass Walken im Gelände fast doppelt so lange dauern kann wie auf ebener Strecke. Achten Sie auf Ihren Atemrhythmus.

## Indoor-Walking

Wenn das Wetter mal nicht mitspielt, können Sie Ihr Training auch im Fitness-Studio oder auf einem Lauf-band zu Hause durchführen. Auf der Stelle zu treten ist fast ebenso effektiv wie Outdoor-Walking. Laufweise und Pulswerte bleiben gleich.

➤ Den Blick immer nach vorn richten, nicht aufs Band, sonst kommt man leicht ins Straucheln.

➤ Anfänger wählen am besten die manuelle Einstellung, mit der man Zeit oder Strecke vorgibt.

➤ Geübte können zwischen Intervall- und Hügelprogrammen variieren.

# Training
# Step
# by
# Step

## Langsam anfangen, sanft steigern

*Sport soll in erster Linie Spaß machen. Die Lust zum Walken müssen Sie mitbringen, der Rest kommt fast von selbst. Die Technik ist schnell erlernt. Und schon geht's los.*

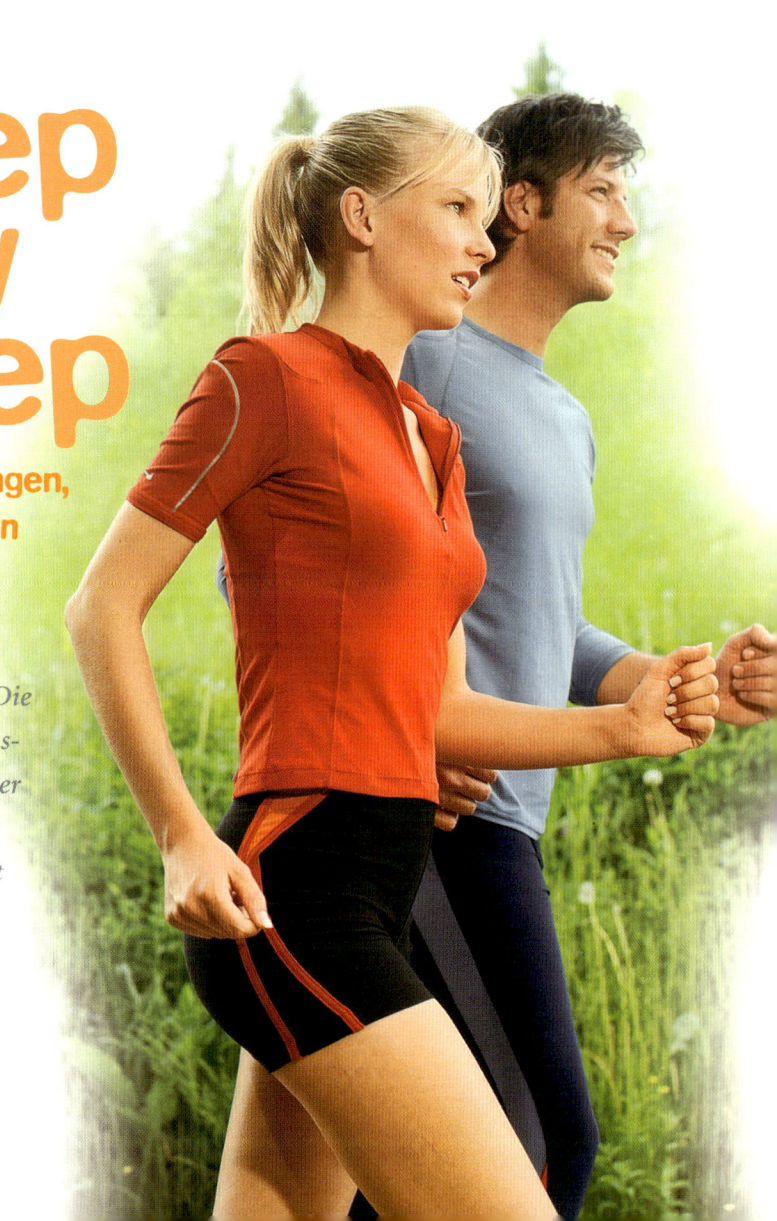

# Walking beginnt im Kopf

Fitness spiegelt sich im körperlichen Zustand, aber auch in Aussehen und Ausstrahlung wider. Dazu müssen Sie keine sportlichen Höchstleistungen vollbringen oder trainieren bis zum Umfallen. Im Gegenteil. Sanftes Training ohne Leistungsdruck bringt mehr. Seele und Verstand müssen dabei sein, um zu einem ganzheitlichen Wohlbefinden zu führen.

## Einfach achtsam trainieren

Mit Walking erleben Sie ein relaxtes und entspannendes Fitness-Training. Dabei müssen Sie nicht extra meditieren. Es genügt, wenn Sie Ihr Walking-Programm bewusst durchführen, ohne mit den Gedanken abzuschweifen. Wenn Sie Ihren Atem und die Harmonie der Bewegungen spüren.

## Bloß nichts übertreiben!

Laut Statistik geben mehr als 50 Prozent aller Sportanfänger ihr Programm bereits nach vier bis sechs Wochen wieder auf und sinken frustriert in den Fernsehsessel zurück. Sie wollen zu schnell zu viel erreichen und überfordern sich dabei.

➤ Wenn Sie länger keinen Sport gemacht haben, ist es am Anfang wichtig, nicht zu übertreiben. Lieber 3-mal pro Woche locker 15 Minuten walken als 2-mal 30 Minuten, die Sie nur mühsam überstehen. Das würde den Frust nähren.

## Warnsignale des Körpers

Ihr Körper merkt sich genau, wie Sie mit ihm umgehen. Er sagt auch, wenn Sie beim Training einen Schritt zulegen können. Die Pulsfrequenz ist dann bei gleicher Belastung niedriger. Genauso meldet er, wenn ihm etwas nicht passt. Schmerzen während und nach dem Training sind ein

Signal von Überforderung. Auch Muskelkater deutet darauf hin, dass Sie sich zuviel zugemutet haben. Gelenkschmerzen, die mit dem Walken verschwinden, sind dagegen ein positives Zeichen. Sie können durch mangelnde Bewegung entstehen. Allerdings sollten Sie sie im Augen behalten und einen Arzt aufsuchen, falls sie weiterhin auftreten.

# Technik für Anfänger

»Ich kann doch gehen!«, werden Sie sagen. Aber die Walking-Technik unterscheidet sich vom normalen Gehen. Wenn Sie es locker und unverkrampft angehen, werden Sie den Dreh bald heraus haben. Behalten Sie Ihre gewohnte Schrittlänge bei. Lange Schritte bringen Anfänger gern ins Stolpern.

*Achten Sie beim Walken auf die richtige Haltung. Ohne sich dabei zu verkrampfen. Denken Sie während des Gehens einfach immer wieder mal daran, sich aufzurichten und die Schultern sinken zu lassen.*

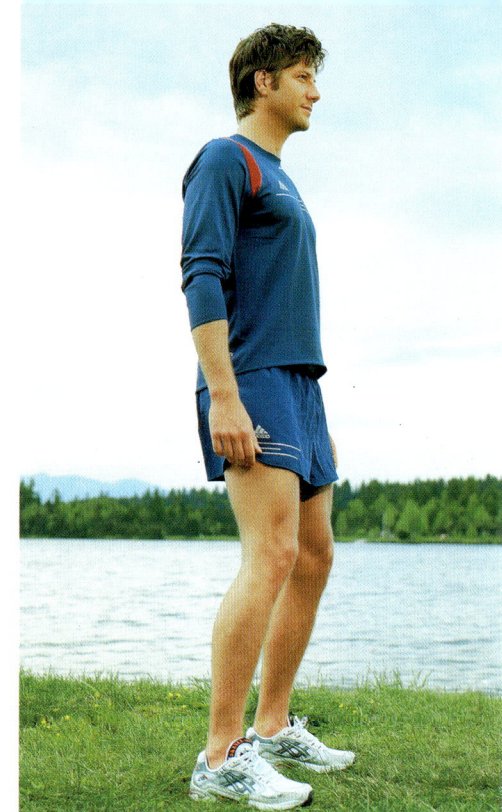

## Die optimale Körperhaltung

**1.** Stellen Sie sich entspannt aufrecht hin, die Fußspitzen zeigen nach vorn. Beugen Sie die Knie leicht an.

**2.** Ziehen Sie zunächst den Bauch ganz fest ein – stellen Sie sich vor, Sie würden Ihren Nabel in Richtung Wirbelsäule ziehen. Das verhindert ein Hohlkreuz. Entspannen Sie dann die Bauchmuskeln, ohne die Position der Wirbelsäule zu verändern.

**2.** Ziehen Sie die Schultern nach unten, so dass die Schulterblätter hinten leicht zusammengehen.

**3.** Lassen Sie die Halswirbelsäule möglichst entspannt, richten Sie Ihren Blick geradeaus auf den Horizont. Je gewohnter diese Haltung für Sie ist, desto lockerer werden Sie dabei sein können. Richten Sie sich deshalb auch im Alltag öfter mal so auf.

## Richtig gehen

### Wichtig: Immer zuerst die Ferse aufsetzen

Während wir im Alltag eher plattfüßig mit der ganzen Sohle auftreten, wird beim Walken der Fuß immer mit der Ferse aufgesetzt und bis zu den Zehen abgerollt.

➤ Die Fußspitzen zeigen in die Gehrichtung. Kurze Schritte machen!

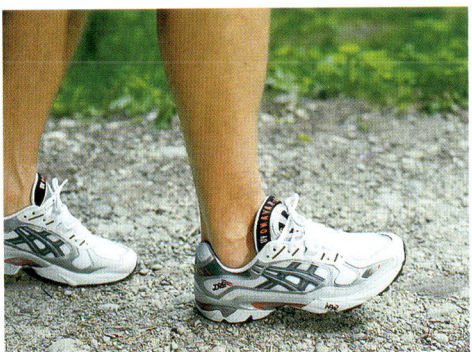
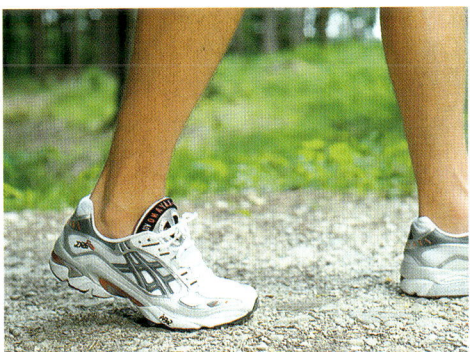

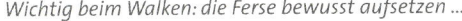

*Wichtig beim Walken: die Ferse bewusst aufsetzen ...*    *... und dann den ganzen Fuß bis zur Spitze abrollen.*

### Den Fuß ganz abrollen

**1.** Setzen Sie einen Fuß mit der Ferse auf.

**2.** Verlagern Sie das Gewicht nach vorn und rollen Sie den Fuß gleichmäßig über den Ballen bis zu den Zehenspitzen ab.

**3.** Für den nächsten Schritt drücken Sie sich mit den Zehen kräftig vom Boden ab. Setzen Sie dazu die Fuß- und Unterschenkelmuskulatur ein.

**4.** Nach dem Ferse-Zehen-Abrollen schwingen Sie das Bein leicht nach vorn, um dann wieder mit der Ferse zum nächsten Schritt aufzusetzen.

### Und dazu leicht gebeugte Knie

**5.** Sobald Sie sich an den »Fersenschritt« gewöhnt haben, achten Sie auch auf Ihre Kniehaltung: Beim Abrollen sind die Knie leicht gebeugt. So vermeiden Sie, dass Sie sie beim Aufsetzen durchdrücken.

## info:

### WALKING STÄRKT DIE VENEN

Gefäßspezialisten empfehlen Walking als ideale Vorsorge gegen Venenleiden wie Krampfadern und Besenreiser.

● Beim Abrollen des Fußes wird durch die intensive Bewegung der Beinmuskulatur die sogenannte »Venenpumpe« aktiviert. Sie befördert das Blut aus den Beinvenen in Richtung Herz und verhindert, dass es sich in den Beinen staut und die Venen zu Krampfadern »ausbeult« .

● Ab und zu sollten Sie auch Ihren Füßen etwas Gutes tun. Walken Sie öfter mal barfuß: im Wald oder auf dem festen Sand am Meer. Es wirkt wie eine wohltuende Massage.

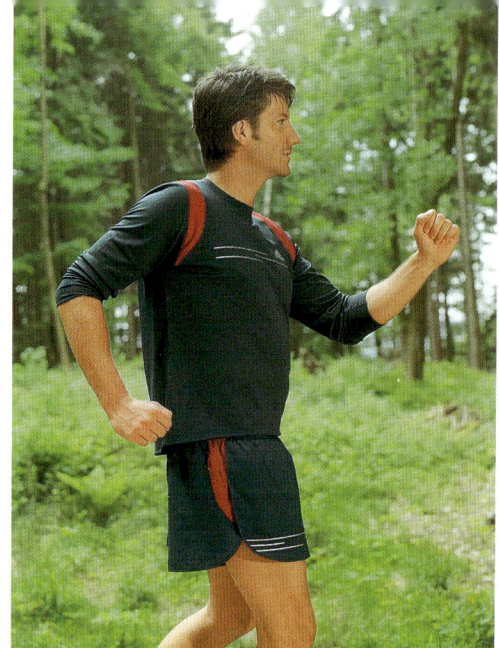

## Die Arme gehen mit

Die Armtechnik ist beim Walken unkompliziert. Die Arme bewegen sich gegenläufig zu den Beinen. Wem der ausgeprägte Armschwung am Anfang noch zu auffällig ist: Er muss nicht sein, trainiert aber weitere Muskelpartien und gibt Tempo. Gerade bei schnellerem Gehen unterstützt er die Körperbalance.

*Das bringt Sie richtig auf Tempo: Winkeln Sie die Arme um 90 Grad an und schwingen Sie sie kräftig vor und zurück, gegengleich zur Beinbewegung.*

### Entspannte Hände

➤ Machen Sie beim Walken eine lockere Faust: Die Finger sind entspannt nach innen gekrümmt, Daumen außen. Fest geballte Fäuste deuten auf eine Verkrampfung hin.

### Arme schwingen lassen

➤ Anfänger, die eine ausladende Armbewegung scheuen, lassen die leicht gebeugten Arme einfach locker schwingen. Die Hände pendeln dann in Oberschenkelhöhe vor und zurück. Die Handrücken weisen nach außen.

### Die optimale Armhaltung

➤ Wenn Sie schneller walken wollen, winkeln Sie die Unterarme um etwa 90 Grad an. Die Oberarmmuskulatur ist leicht angespannt, der Ellbogen dicht am Körper. Schwingen Sie die angewinkelten Arme rhythmisch nach hinten an der Hüfte vorbei und wieder nach vorn, bis die Fäuste in Schulterhöhe sind.

### Walken auf der Stelle

**1.** Nehmen Sie die Grundhaltung ein. Die Schultern befinden sich über den Hüften, der Oberkörper bewegt sich beim Gehen nicht mit.

**2.** Der rechte Fuß geht mit dem linken Arm nach vorn und umgekehrt.

**3.** Beim Rückwärtsschwung zieht die Hand möglichst weit nach hinten. Vorn schwingt sie zumindest bis in Brusthöhe.

**4.** Atmen Sie rhythmisch zur Bewegung der Arme. Beim Armschwung rechts einatmen, links ausatmen.

➤ Machen Sie die Übung 20-mal.

## Tiefe Atmung

Sie sollten nicht nur in die Brust atmen beim Walken, sondern auch möglichst tief in den Bauch. Diese tiefe Atmung ist notwendig, um das Lungenvolumen ganz auszunutzen und so möglichst viel Sauerstoff aufzunehmen, damit alle Muskeln optimal versorgt werden. Wenn Sie »in den Bauch atmen«, wird das Zwerchfell beim Einatmen nach unten

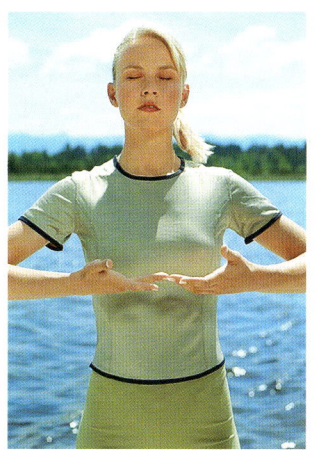

*Atemübung: Mit dem Einatmen die Hände hochführen ...*

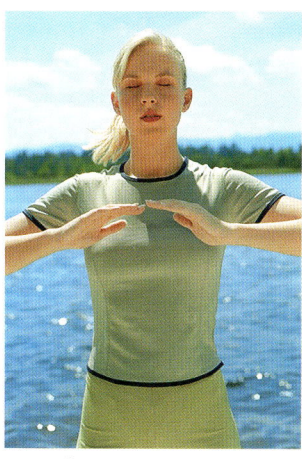

*... mit dem Ausatem langsam wieder nach unten führen.*

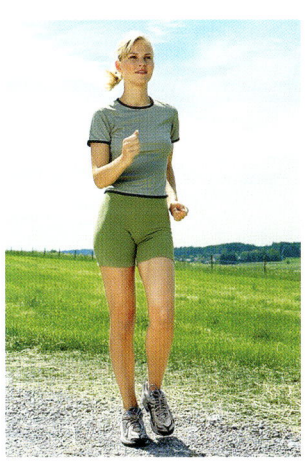

*Walken auf der Stelle: Eine Vorübung, um die Koordination von Armen und Beinen zu trainieren.*

gedehnt und entspannt sich wieder beim Ausatmen. Dieser für die Atmung wichtigster Muskel sitzt zwischen Brustkorb und Bauchraum.

### Zwerchfell-Atemübung

So kommen Sie automatisch zur vertieften Zwerchfellatmung:

**1.** Stellen Sie sich aufrecht hin, die Füße schulterbreit auseinander. Halten Sie die Hände vor den Hüften wie eine Schale, die Handflächen weisen nach oben.

**2.** Mit dem Einatmen ziehen Sie beide Hände gleichzeitig nach oben zur Brust, ohne jedoch die Schultern dabei anzuheben.

**3.** Mit dem langsamen und tiefen Ausatmen gehen die Arme wieder nach unten, die Handflächen weisen jetzt zum Boden.

➤ Atmen Sie auf diese Weise viermal tief ein und aus.

Die Übung hilft übrigens auch bei Seitenstechen (Seite 14).

# Technik für Profis

Durch spezielle Walking-Techniken können Sie Ihren Laufstil verfeinern und erhalten ein breiteres Bewegungsspektrum. Sie werden sich mit größerer Geschwindigkeit und mehr Muskelkraft fortbewegen.

## Mehr Tempo!

Wer noch mehr für seine Kondition tun will:

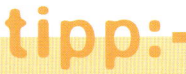

### ÜBERPRÜFEN SIE IHRE GESICHTSMUSKELN!

➤ Sind Stirn, Augen, Mund und Kinn so entspannt wie möglich?

Sportmedizinische Untersuchungen haben gezeigt, dass sich die wiederholte Entspannung des Gesichts beim Walking auf die gesamte Muskulatur des Körpers überträgt.

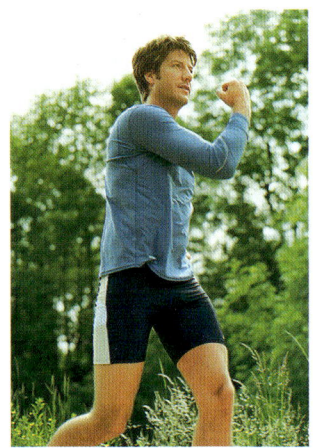

*Überkreuz-Armpumpen bringt Sie noch mehr in Schwung.*

### Überkreuz-Armpumpen

Ein kräftiger Armschwung beschleunigt das Tempo.
➤ Schwingen Sie Ihre Arme jeweils diagonal über die Brust zur gegenüberliegenden Schulter und wieder zurück. Die Unterarme bleiben um 90 Grad angewinkelt. Gleichzeitig werden dabei Brust- und Schultermuskulatur trainiert.

### Hüft-Walk

Auch damit können Sie Ihr Walking-Tempo steigern:
➤ Beim Vorwärtsschwingen

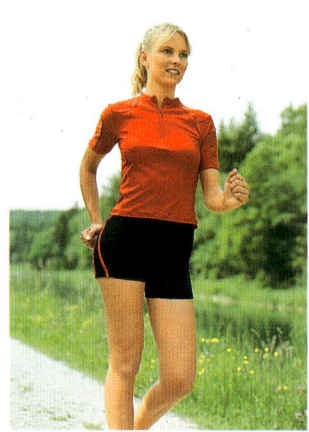

*Hüft-Walk macht auch schneller und erlaubt längere Schritte.*

des Beines geht die Hüfte mit. Sie führt sozusagen den Schwung aus. Dadurch lässt sich die Schrittlänge um etwa 20 cm verlängern.
Je mehr Sie Ihre Hüfte in den Schritt hineindrehen, umso stärker ist der Trainingseffekt für die Po- und Bauchmuskulatur.

## Walking-Übungen für mehr Muskel-Power

### Rückwärtsschritt

Wird zum Walken auf der Stelle und auch beim Bergauf-Training angewendet.

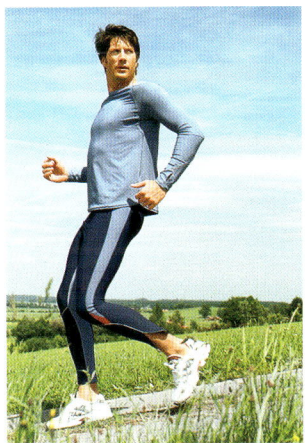

*Beim Rückwärtswalken wird die Muskulatur anders trainiert.*

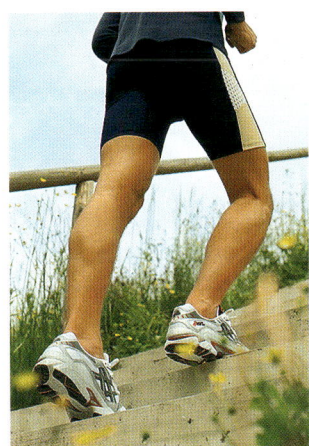

*Treppen-Training: Wichtig ist, die Ferse ganz runterzudrücken.*

Gut zum Aufwärmen!

➤ Beim Rückwärts-Walken wird der Fuß genau entgegengesetzt abgerollt: Sie treten mit den Zehen auf und rollen zur Ferse ab. Statt das Bein nach vorn abzustoßen, heben Sie es und setzen es nach hinten. Gekräftigt wird dabei die hintere Oberschenkelmuskulatur sowie die Muskeln am Schienbein.

### Treppentraining

Ideal, um das Balancegefühl zu verbessern, weil man beim Treppensteigen jeweils auf einem Bein stehend sein eigenes Gewicht anheben muss. Dieselbe Technik wird übrigens am Berg angewendet – Sie können auf Treppen also auch fürs Bergauf- oder Climb-Walking (Seite 32) trainieren.

➤ Sie setzen den Fußballen auf, drücken dann die Ferse nach unten und das Standbein durch. Setzen Sie die Ferse möglichst ganz auf der Stufe auf, weil sich nur dann die Wadenmuskulatur dehnt. Trainiert werden Bauch, Po und Lendenwirbelbereich.

## Zen-Walking

Warum immer nur den Muskeln Beachtung schenken? Vernachlässigen Sie Ihren Geist nicht! Walking kann einen absolut meditativen Charakter haben. Zen-Walking ist die »denkfreie Zone«. Es bedeutet, sich während des Gehens mit nichts zu beschäftigen. Die Gedanken nicht festzuhalten, sondern vorbeiziehen zu lassen wie Wolken. Das Bewusstsein mit Bedacht zu leeren, um dem Unbewussten Raum zu schaffen. Am Anfang ist es das oft schwierig. Den Kopf frei macht eine einfache Meditationsübung:

➤ Zählen Sie während des Gehens jedes Ausatmen. Immer von eins bis zehn.

➤ Sie können sich auch nur auf die Bewegungen Ihres Körpers konzentrieren: Wie das Gewicht der Ferse auf den Boden aufsetzt; Sie spüren das Federn der Zehen beim Abrollen oder die Ruhe, die in dem Rhythmus der pendelnden Arme liegt.

# Die häufigsten
# Fehler

## … und wie man sie vermeidet

Wenn die Muskeln nach dem Training schmerzen oder wenn Sie nach Luft schnappen, sind das keineswegs Anzeichen für ein besonders effektives Training. Vielmehr sind es Warnsignale des Körpers für Fitnessfehler.

### Atemnot

Wenn Sie nur noch abgehackt reden können, weil Sie so aus der Puste sind, strengen Sie sich zu sehr an!
➤ Schalten Sie einen Gang zurück und kontrollieren Sie Ihren Puls (Seite 12) – damit Sie *für* Ihre Gesundheit und nicht gegen sie laufen!

Wenn Sie Seitenstechen bekommen, haben Sie zu hektisch und oberflächlich geatmet. Der Körper wurde deshalb nicht ausreichend mit Sauerstoff versorgt.
➤ Eine Pause hilft – und die Atemübung von Seite 25.

### Muskelkater

Inzwischen weiß man, dass Muskelkater nichts mit abgelagerter Milchsäure in der Muskulatur zu tun hat. Die Schmerzen entstehen vielmehr durch feinste Risse in den Muskelfasern. Es bilden sich winzige Ödeme, durch die schmerzauslösende Substanzen in das Muskelgewebe dringen. Der Muskel verspannt sich. Die Ursache ist eine Überbelastung beim Training. Nach zwei Tagen ist der Kater wieder vorbei.
➤ Hilfreich sind warme Bäder oder auch ein Saunagang sowie vorsichtiges Dehnen (Seite 30). Und natürlich, die Trainingsintensität zu reduzieren.

### Wadenkrämpfe

Kommt es zu einer Überbelastung oder einem erheblichen Flüssigkeitsmangel, verkrampfen sich die Muskeln schlagartig.
➤ Wer dazu neigt: vorbeugend viel trinken und Magnesium-Tabletten nehmen.

Akut-Hilfe: ausgiebiges Dehnen und Lockerungsmassagen.

### Blasen am Fuß

Wer sich Blasen läuft, trägt falsches Schuhwerk (Seite 10) oder Socken, deren Nähte scheuern.
➤ Ein wirksamer Schutz sind spezielle Lauf-Socken, deren Nähte außen liegen.
➤ Eine Blase können Sie mit einer sterilen Nadel vorsichtig aufstechen, damit die Flüssigkeit ablaufen kann. Anschließend mit einem Blasenpflaster bedecken.
➤ Solche Klebepads können Sie auch vorbeugend vor einem längeren Walk aufkleben, wenn Sie Ihre kritischen Stellen am Fuß kennen.

## Alles kein Problem …

### Wenn der Magen knurrt

Richtig ist, dass ein voller Bauch nicht gern trainiert. Die letzte größere Mahlzeit sollte mindestens drei Stunden zurückliegen. Trotzdem sollten Sie nicht mit hungri-

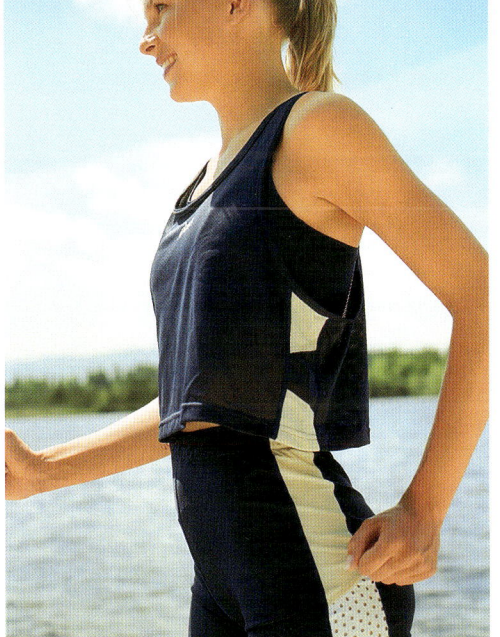

*Im Sommer sind Tops mit integriertem BH schick und luftig. Wichtig: die Sonnenschutzcreme nicht vergessen!*

gem Magen in Ihren Walk starten.

➤ Essen Sie vor dem Laufen einen Müsliriegel oder etwas Obst.

### Wenn im Frühjahr die Nase läuft

Typisch Heuschnupfen. Lassen Sie testen, gegen welche Pollen Sie allergisch sind. Die meisten Pollenallergiker stehen nur mit wenigen Pflanzen auf Kriegsfuß.

➤ Meiden Sie in der Blütezeit an sonnigen Tagen Parks und Wälder. Eventuell indoor walken auf dem Laufband.

### Wenn es zwischen den Zehen juckt

Ein Lieblingsplatz für Fußpilz. Im feuchtwarmen Klima der Sportschuhe fühlt er sich besonders wohl. Die hoch ansteckenden Plagegeister holt man sich überall, wo nackte Füße laufen – in Umkleideräumen von Sportstätten, Schwimmbad, Sauna. Hat man sie, sind sie hartnäckig.

➤ Bester Schutz: Füße und Zehenzwischenräume immer gründlich abtrocknen.

➤ Beim Sport immer frische, trockene Socken tragen und keine Synthetikstrümpfe. Täglich wechseln.

➤ Pilzabtötende Mittel für die Füße und Schuhe gibt es rezeptfrei in der Apotheke.

### Wenn der Busen schmerzt

➤ Nie »oben ohne« walken. Unabhängig von der Brustgröße sollten Frauen immer einen gut sitzenden Sport-BH tragen. Er stützt die Brust und verhindert, dass sich das Gewebe überdehnt. Praktisch sind Tops mit eingearbeiteter Verstärkung.

### Wenn die Sonne brennt

Dass man im Sommer nicht ohne Lichtschutz walkt, ist sonnenklar. Doch wer sportlich aktiv ist, kommt schnell ins Schwitzen. Dass der Sonnenschutz nicht mit von der Haut fließt, lässt sich mit speziellen Produkten für Sportler vermeiden. Sie sind abrieb-, wasserfest und ölfrei.

➤ 30 Minuten vor dem Walken auftragen. So lange braucht der Lichtschutz, bis er voll wirkt.

## After Walk:
# Stretching!

Anders als beim Joggen ist ein spezielles Warm-up beim Walken nicht erforderlich, weil man langsam zu gehen beginnt. Dabei haben die Muskeln genügend Zeit, sich zu erwärmen.

Umso wichtiger ist das Stretching nach dem Training. Die Muskeln haben kräftig gearbeitet. Durch die Dehnung können sie schneller entspannen und in ihre ursprüngliche Länge zurückfinden.

### Cool down

Das Cool down beginnt bereits fünf Minuten vor Trainingsende.

➤ Reduzieren Sie langsam das Tempo und konzentrieren Sie sich verstärkt auf eine tiefe Atmung.

### Wie dehnt man richtig?

➤ Lassen Sie sich Zeit bei den Übungen und führen Sie sie unbedingt langsam aus.
➤ Jede Dehnungsposition 10 bis 20 Sekunden halten.

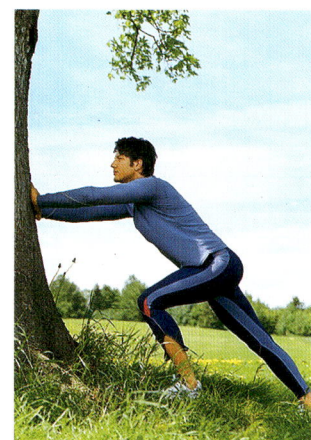

*Notwendig: Dehnen nach dem Walk – als erstes die Waden.*

➤ Pro Übung 2 bis 3 Wiederholungen machen.

## Fünfmal Dehnen nach dem Walking

### Für die Waden

**1.** Stützen Sie sich mit beiden Händen an einem Baum oder einer Wand ab. Ein Bein ist vorn angewinkelt, das andere nach hinten ausgestreckt.
**2.** Drücken Sie mit gestreckten Armen kräftig gegen den Baum, während die hintere Ferse fest am Boden bleibt.
➤ Nach 10 Sekunden die Beine wechseln.

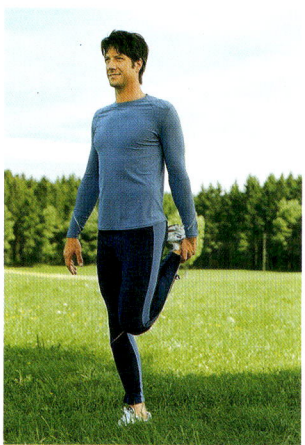

*Dann sind die Oberschenkel-Vorderseiten dran.*

### Für die Oberschenkel-Vorderseite

**1.** Sie stehen aufrecht mit geschlossenen Knien. Winkeln Sie das rechte Bein nach hinten an.
**2.** Mit der rechten Hand umfassen Sie die Fußspitze und ziehen die Ferse bis zum Po.
➤ 10 Sekunden halten, dann das Bein wechseln.

Wenn Sie Probleme haben, das Gleichgewicht zu halten, können Sie sich mit der freien Hand irgendwo festhalten.

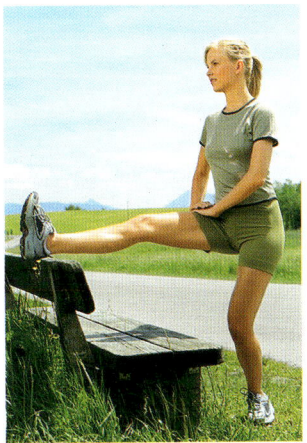

*Eine Bank brauchen Sie zum Dehnen der Oberschenkel-Rückseiten.*

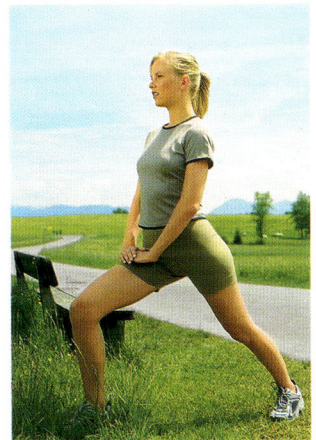

*So dehnen Sie die Leiste und die Oberschenkelmuskulatur innen.*

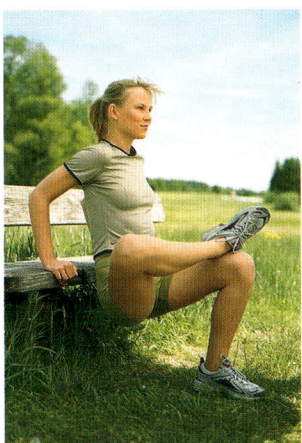

*Zum Schluss nochmal an die Bank, um die Po-Muskeln zu dehnen.*

### Für die Oberschenkel-Rückseite

**1.** Legen Sie einen Fuß mit der Ferse auf eine Parkbank. Das Bein ist gestreckt, die Fußspitzen angezogen. Stützen Sie beide Hände auf dem Oberschenkel ab. Neigen Sie den Oberkörper etwas vor.
**2.** Beugen Sie das Standbein leicht und senken Sie das Becken langsam ab. Richten Sie sich ebenso langsam wieder auf.

➤ Bewegen Sie sich mindestens 5-mal auf und ab ohne Pause.

### Für die Hüfte

**1.** Machen Sie einen weiten Ausfallschritt nach vorn. Das hintere Bein ist gestreckt, das vordere leicht angewinkelt. Der Oberkörper ist aufrecht, während die Hände locker auf dem Oberschenkel des angewinkelten Beins liegen.
**2.** Bewegen Sie den Oberkörper langsam nach hinten, bis Sie ein Ziehen in der Leistengegend und innen am Oberschenkel verspüren.

➤ Gehen Sie wieder zurück in die Ausgangsposition und wechseln Sie das Bein.

Der Oberkörper bleibt während der gesamten Übung gestreckt.

### Für die Po-Muskulatur

**1.** Stellen Sie sich mit dem Rücken zu einer Parkbank, gehen Sie in die Knie und stützen Sie sich mit den Händen nach hinten ab.
**2.** Legen Sie den rechten Fuß auf das linke Knie, und senken Sie dann den Po langsam nach unten.

➤ Halten Sie die Dehnung 15 bis 20 Sekunden, und wechseln Sie dann das Bein.

# Trends, Trends, Trends ...

## Extras für Walking-Hungrige

Hat Sie auch das Walking-Fieber gepackt? In Amerika, der Heimat der Geher, grassiert es bereits. Ständig machen neue Walking-Varianten Schlagzeilen. Vielleicht haben Sie mal Lust, eine davon auszuprobieren, um Abwechslung in Ihren Bewegungs-Alltag zu bringen. Als Dauer-Training sind sie meist nicht geeignet. Außerdem sollten Sie bereits Walking-Erfahrung mitbringen.

### Weight-Walking

Oft wird es auch als Wogging bezeichnet.
➤ Gewalkt wird mit kleinen Hanteln oder Gewichtsbändern um die Handgelenke. Dadurch wird die Oberkörper-, Schulter- und Armmuskulatur stärker beansprucht und zusätzlich trainiert. Um Muskeln und

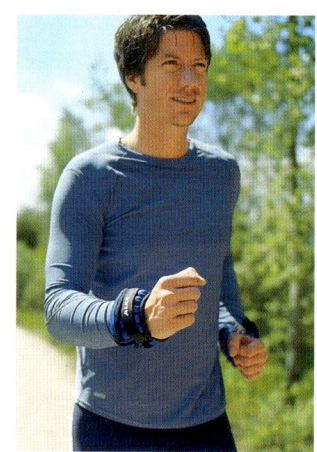

*Weight-Walking mit Gewichtsbändern oder Hanteln.*

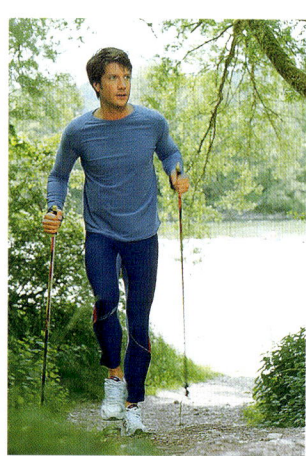

*Climb-Walking im hügeligen Gelände mit Stöcken.*

Gelenke nicht zu uberfordern, dürfen die Gewichte nicht schwerer sein als 1 Kilo.
**Fazit:** Weight-Walking kann Gelenkbeschwerden verursachen. Keinesfalls mit Gewichten an den Füßen walken, weil sie mehr schaden als nützen. Sie beeinträchtigen die Beweglichkeit des Fußgelenks und damit die Lauftechnik.

### Climb- oder Nordic-Walking

Abgeschaut ist es bei den Spitzensportler; sie nennen es Höhentraining.

➤ Was Sie dazu brauchen, ist ein hügeliges Gelände und Teleskop-Stöcke. Zum Ausprobieren tun es auch Skistöcke.
Wichtig ist nur die optimale Stocklänge. So wird sie berechnet: Körpergröße in Zentimeter mal 0,7.
Dann geht es bergauf und bergab – immer mit Stockeinsatz. Schritt-Technik bergauf wie beim Treppensteigen (Seite 27).
**Fazit:** Ein gutes Ausdauer- und Ganzkörpertraining für Fortgeschrittene. Besonders

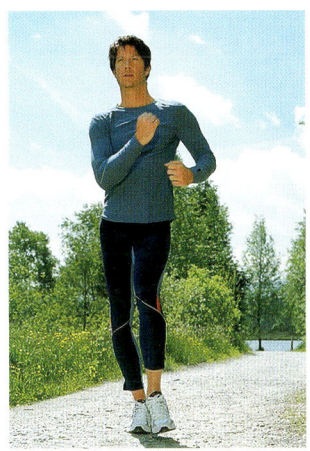

*Wiggle-Walk mit Hüftschwung und viel Armeinsatz.*

wichtig: Regelmäßige Pulskontrollen.

### Wiggle-Walk

Mit dem Elvis-Presley-Hüftschwung geht es der Taille an den Speck. Erfordert allerdings Hausaufgaben, also etwas »Trockenüben«, bevor man sich damit auf die Straße wagt.

➤ Die Hüften führen eine Gegenbewegung zum Oberkörper aus. Die Arme dirigieren den Hüftschwung. Sie schwingen angewinkelt überkreuz vor dem Oberkörper

(Armbewegung siehe auch Seite 26).

**Fazit:** Auf Dauer werden dabei die Hüftgelenke stark überbelastet.

### Iso-Walking

Hier bekommen Bauch und Po einen Extra-Kick. Erreicht wird er durch isometrische Übungen, die in Intervallen beim Walken eingebaut werden. Das geht so:

➤ Sie atmen auf drei Schritte ein und spannen dabei den Po fest an. Auf drei Schritte ausatmen und die Muskeln entspannen. Beim nächsten Mal sind die Bauchmuskeln dran.

**Fazit:** Ziemlich kompliziert, sich auf Isometrik und Atmung zu konzentrieren und gleichzeitig auch noch eine gute Walking-Figur abzugeben.

## info:

### ISOMETRIK – STATISCHES MUSKELTRAINING

Beim Isometrischem Training spannen Sie Ihre Muskeln an, ohne sich dabei zu bewegen. Die Muskelfasern arbeiten statisch, das heißt sie bleiben während der Übung in ihrer Länge konstant und verkürzen sich nicht wie beispielsweise beim Anwinkeln eines Armes.

Dehnübungen sind nach so einem statischen Training besonders wichtig. Sonst wird der Muskel zwar dicker durch die Iso-Übungen, kann sich aber nicht vollends entwickeln.

Die Isometrik kann ohnehin immer nur als eine ergänzende Maßnahme gesehen werden. Als alleiniges Muskeltraining ist sie nicht geeignet. Auch Muskelfasern müssen bestimmte Bewegungsabläufe »erlernen«. Dazu brauchen sie ein dynamisches Training, wie es beim Krafttraining mit Gewichten stattfindet oder beim Walken.

# Was ist Ihr Ziel?

## Maßgeschneiderte Walking-Programme

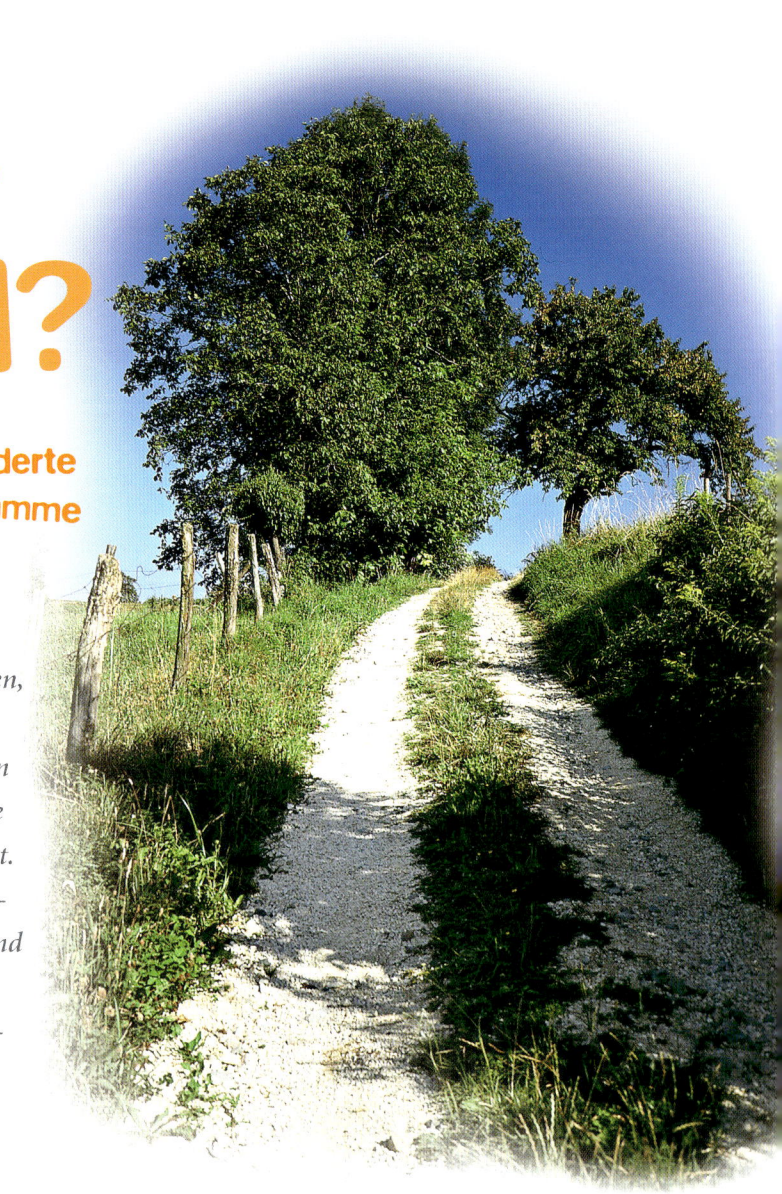

*Wenn Sie den Fitness-Check-up auf Seite 8 gemacht haben, wissen Sie bereits, welches der folgenden Walking-Programme das richtige für Sie ist. Fatburner- und Anti-stress-Programme sind für jeden machbar, unabhängig vom Fitnesslevel.*

# Ich will ...

## ... mit dem Walken anfangen

Bisher hielten Sie es mit der Churchill-Regel »no sports«. Aus Scheu vor den vermeintlichen Strapazen waren Sie um keine Ausrede verlegen. Schließlich haben Sie ja auch Tag für Tag einiges um die Ohren. Trotzdem wissen Sie, dass Ihnen etwas mehr Bewegung nur gut tun würde. Aber bloß keine Quälerei. Willkommen bei den Walkern! Sie werden sehen, es ist weniger anstrengend, als Sie denken, und bringt viel Spaß. Vor allem, wenn Sie schon bald die positiven Veränderungen in Ihrem Körper bemerken.
➤ Ihr Einsteiger-Programm finden Sie auf Seite 36.

## ... wieder fit werden nach längerer Pause

Eigentlich haben Sie schon immer ganz gern Sport getrieben. Doch eher nach Saison: Tennis im Sommer, Skifahren im Winter. Lauftraining eher anfallsweise. Das Ergebnis ist ein mittelmäßiges Fitness-Level. Aber jetzt kribbelt es gehörig in Ihren Fußsohlen. Sie wollen wieder richtig fit werden und sind auch bestens motiviert, endlich am Ball zu bleiben. Hier geht's zum Start:
➤ Programm zum Fitwerden auf Seite 38.

## ... eine bessere Kondition bekommen

Es nervt Sie, dass Sie beim Treppensteigen viel schneller aus der Puste kommen als früher. Grundsätzlich sind Sie ein sportlicher Typ, aber es fehlt Ihnen einfach an Kondition.
Mit Walking haben Sie genau die richtige Lösung für Ihr Problem gefunden – eine optimale Ausdauersportart. Auf sanfte Weise verhilft es zu mehr Power. Probieren Sie es aus!
➤ Ihr Ausdauertraining beginnt auf Seite 40.

## ... meine Fettpölsterchen wegkriegen

Den Begriff »Diät« haben Sie längst aus Ihrem Wortschatz gestrichen. Es hilft ohnehin nichts. Und wenn, sind die Pfunde bald wieder drauf. Regelmäßiges Walken eignet sich besser als jede Diät, um schlank zu werden und auch zu bleiben. Ohne Quälerei. Trotz geringer Intensität kommt es zur maximalen Verbrennung der Fettreserven. So heizen Sie Ihren Pölsterchen ein:
➤ Fettweg-Programm auf Seite 42.

## ... endlich Stress abbauen

Der Alltag frisst Sie auf. Ständig im Stress. Sie sind in letzter Zeit unkonzentriert und reagieren gereizt. Mit Walken können Sie dem Stress entgehen. Es sorgt für eine entspanntere innere Haltung, die Sie gelassener und fröhlicher macht. Der Einsatz lohnt sich.
➤ Antistress-Programm auf Seite 44.

# Einfach
# anfangen

## Basisprogramm für Einsteiger

Bevor es losgeht, hier noch mal zur Erinnerung die richtige Walking-Technik:

➤ Der Blick ist nach vorn gerichtet, der Oberkörper aufrecht und die Knie leicht gebeugt. Den Fuß zuerst mit der Ferse aufsetzen und dann über die ganze Sohle abrollen. Die Schritte sind allenfalls etwas kürzer als beim normalen Gehen, folgen aber schneller aufeinander. Die Arme schwingen im Schritttempo mit.

### Alles im Blick

➤ Schauen Sie beim Walken immer drei bis vier Meter voraus auf den Weg.
Das hat den Vorteil, dass Sie automatisch eine aufrechte Körperhaltung einnehmen. Außerdem erkennen Sie rechtzeitig Hindernisse wie Unebenheiten im Boden.

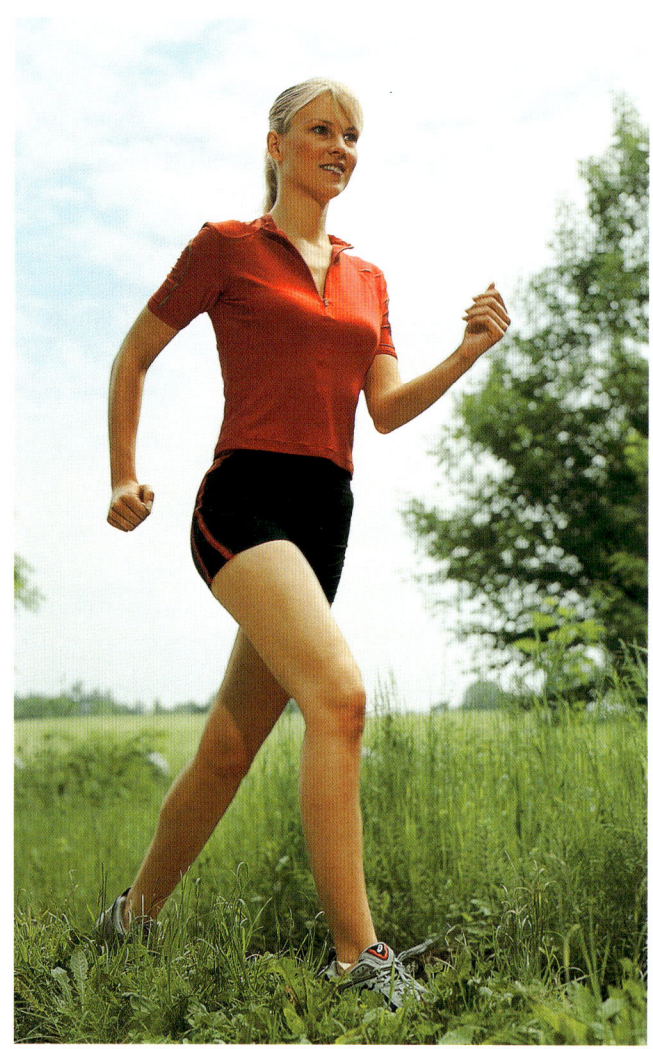

## Ihr Trainingsplan für 4 Wochen

### 1. Woche

**Gelände**: ebene Wege in Park oder Wald, möglichst kein Asphalt
**Zeit:** 15 bis 20 Minuten
**Häufigkeit:** mindestens 3-mal pro Woche
**Pulsfrequenz:** 60 Prozent vom Maximalpuls (220 minus Lebensalter)

### 2. Woche

**Gelände**: ebene Wege in Park oder Wald, möglichst kein Asphalt
**Zeit:** 20 bis 25 Minuten
**Häufigkeit:** mindestens 3-mal pro Woche
**Pulsfrequenz:** 60 Prozent vom Maximalpuls

*Schön locker bleiben! Verkrampfen Sie nicht beim Walken, auch wenn es Ihnen am Anfang vielleicht schwer fällt, die Bewegungsabläufe zu koordinieren. Weniger denken, dann läuft es bald wie von selbst.*

### 3. Woche

**Gelände**: ebene Wege in Park oder Wald, möglichst kein Asphalt
**Zeit:** 25 bis 30 Minuten
**Häufigkeit:** 3- bis 4-mal pro Woche
**Pulsfrequenz:** 60 bis 75 Prozent vom Maximalpuls

### 4. Woche

**Gelände**: ebene Wege in Park oder Wald, möglichst kein Asphalt
**Zeit:** 30 bis 35 Minuten
**Häufigkeit:** 3- bis 4-mal pro Woche
**Pulsfrequenz:** 60 bis 75 Prozent vom Maximalpuls

### Zum Weitermachen

Sie können noch einige Zeit mit dem Basistraining fortfahren oder bereits die nächst höhere Stufe erklimmen: Programm zum Fitwerden (Seite 39).

## tipp:

### WICHTIGES DRUMRUM

➤ Auf kürzeren Strecken müssen Sie während des Trainings nicht unbedingt trinken. Ein großes Glas stilles Wasser vor dem Start genügt.

➤ Beim Walken können Sie auf separate Aufwärmübungen verzichten. Das Training ist zugleich Warm-up, indem Sie langsam beginnen und erst nach einiger Zeit die Intensivphase erreichen. Bei längeren Strecken kann die Warmlaufphase fünf bis zehn Minuten betragen.

➤ Das Cool-down nicht vernachlässigen! Ein abruptes Stehenbleiben kann Kreislaufprobleme verursachen. Je nach Laufzeit verlangsamen Sie etwa fünf Minuten vor Trainingsende allmählich das Schritttempo und gehen so lange, bis Puls und Atem ruhiger geworden sind.

➤ Führen Sie die Stretchingübungen (Seite 30) am besten gleich vor Ort durch und warten Sie nicht erst, bis Sie wieder zu Hause sind.

## Schnell wieder **voll fit!**

### Acht Wochen bis zum Walking-Profi

Ihre Laufschuhe haben eine längere Auszeit im Keller verbracht. Jetzt dürfen sie wieder an die frische Luft.

➤ Damit Ihnen dreien der Wiedereinstieg leichter fällt, verbringen Sie die ersten Trainingswochen im ebenen Gelände. Allmählich erhöhen Sie die Belastung, indem Sie sich an leichte Steigungen wagen.

➤ Wenn es weit und breit keine Steigungen gibt, können Sie auch auf ein sandiges Gelände oder unebene Feld- und Waldwege ausweichen. Dort wird das Walken ebenfalls anstrengender.

➤ Setzen Sie ruhig verstärkt Ihre Arme beim Walken ein.

### Der Puls lügt nie!

An der Anzahl seiner Schläge pro Minute können Sie ablesen, wie sich Ihre Kondition verbessert hat.

➤ Notieren Sie vor dem allerersten Training Ihren Ruhepuls. Vergleichen Sie den Wert nach zwei Monaten: Wenn Sie regelmäßig trainiert haben, wird er bis zu 20 Schläge pro Minute niedriger sein.

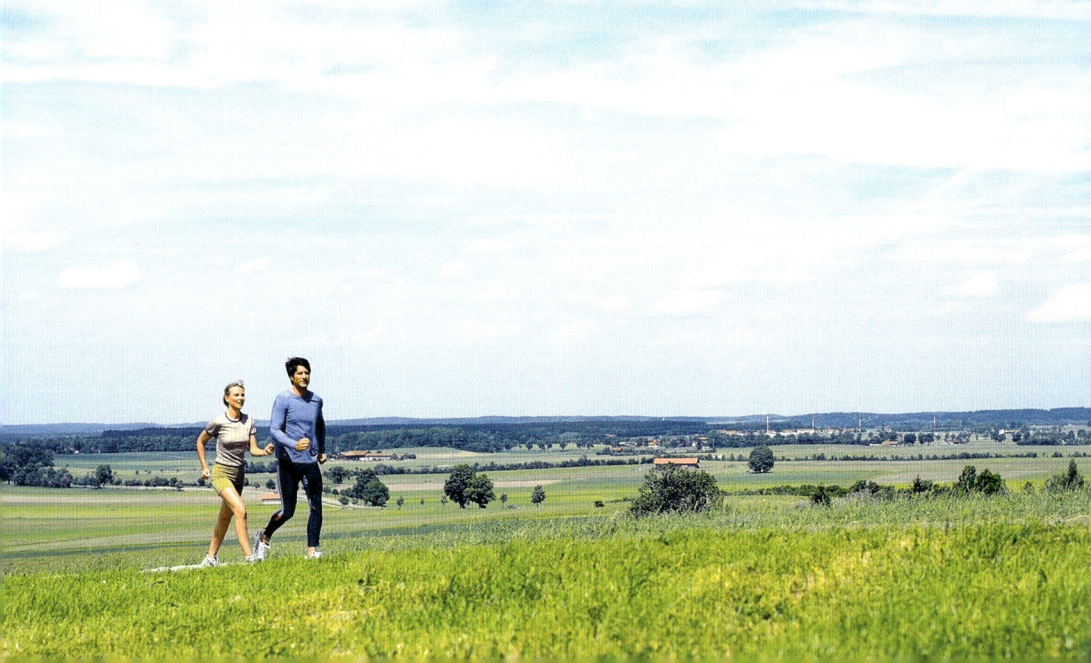

## Ihr Trainingsplan für 8 Wochen

### 1. und 2. Woche

**Gelände**: ebene Wege in Park oder Wald, möglichst kein Asphalt
**Zeit:** 30 bis 45 Minuten
**Häufigkeit:** 3- bis 4-mal pro Woche
**Pulsfrequenz:** 60 bis 75 Prozent vom Maximalpuls (220 minus Lebensalter)

### 3. und 4. Woche

**Gelände**: leichte Steigungen, wie man sie im offenen Feld findet (Skiloipen!)
**Zeit:** 30 bis 45 Minuten
**Häufigkeit:** 3- bis 4-mal pro Woche
**Pulsfrequenz:** 60 bis 75 Prozent vom Maximalpuls

*Lassen Sie beim Laufen den Alltagsstress hinter sich. Zum Genuss wird das Training erst dann, wenn Sie den Kopf frei haben, die Natur genießen und Ihre Bewegungen bewusst wahrnehmen können.*

## info:

### WER VIEL WALKT, BRAUCHT REICHLICH FLÜSSIGKEIT!

Power-Walken ist eine ganz schön schweißtreibende Angelegenheit. Mit dem Schweiß verliert der Körper aber nicht nur Flüssigkeit, sondern gleichzeitig lebenswichtige Mineralstoffe, die ersetzt werden müssen.

➤ Trinken Sie also nicht erst, wenn Sie heftigen Durst verspüren. Der Körper sendet dieses Signal nämlich erst dann aus, wenn ihm bereits die Menge von einem Wasserglas (200 Milliliter) an Flüssigkeit fehlt. Der Flüssigkeitshaushalt ist dann bereits aus dem Lot. Die ersten Anzeichen sind Abgespanntheit und Konzentrationsschwäche.

Normalerweise geht man von einem täglichen Flüssigkeitsbedarf von 1,5 Liter aus. Pro Stunde Sport kommt ein Liter hinzu.
➤ Nehmen Sie deshalb bei längeren Walks unbedingt eine Trinkflasche mit.

Ideale Durstlöscher beim Sport sind magnesiumreiche Mineralwässer oder Apfelschorle (2/3 Saft, 1/3 Mineralwasser).

### 5. bis 8. Woche

**Gelände**: Bei jedem Training abwechseln. Einmal walken Sie nur im ebenen Gelände, das nächste Mal mit leichten Steigungen.
**Zeit:** 45 bis 60 Minuten
**Häufigkeit:** 3- bis 5-mal pro Woche
**Pulsfrequenz:** 60 bis 75 Prozent vom Maximalpuls

### Zum Weitermachen

Nach zwei Monaten sind Sie so fit, dass Sie sich problemlos dem nächsten Ziel zuwenden können. Wie wär's mit einem Programm, das die Ausdauer steigert (Seite 40)? Die nächste Fitness-Stufe erklimmen Sie auf stärkeren Steigungsgraden und im hügeligen Gelände.

# Auf Dauer
## hilft nur
# Power

### Bald nehmen Sie es mit jedem auf

Sie sind schon ziemlich fit. Nach einem Monat regelmäßigem Training werden Sie die positiven Effekte bereits spüren und mit Leichtigkeit in die extremeren Walking-Gefilde vorstoßen.

➤ Für Sie empfiehlt es sich, mit einem elektronischen Herzfrequenzmesser zu walken, damit Sie unterwegs leichter und schneller Ihren Puls kontrollieren können.

### Mehr Spass mit Musik!

➤ Musik beflügelt – auch beim Walken. Wählen Sie Songs passend zu Ihrem Tempo. Rhythmischer Pop und Rock motiviert zu schnelleren Schritten, während sanfte Töne eher ein entspanntes Gehen fördern. Vorsicht, wenn Sie mit Kopfhörern befahrene Straßen kreuzen!

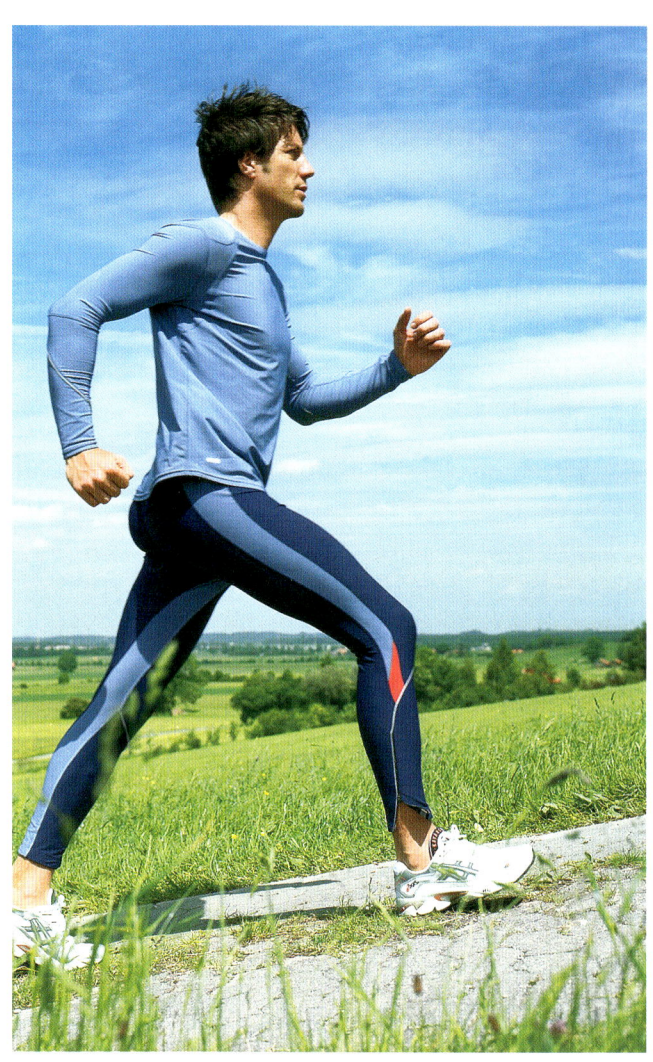

## Ihr Trainingsplan für 12 Wochen

### 1. bis 4. Woche

**Gelände**: Ebene und leichte Steigungen
**Zeit**: 30 bis 45 Minuten
**Häufigkeit**: 3-mal pro Woche
**Pulsfrequenz**: 60 bis 75 Prozent vom Maximalpuls (220 minus Lebensalter)

### 5. bis 8. Woche

**Gelände**: Kombination aus Ebene, leichten Steigungen und Hügeln
**Zeit**: 45 bis 60 Minuten
**Häufigkeit**: 3- bis-4 mal pro Woche
**Pulsfrequenz**: 75 Prozent vom Maximalpuls

*Gerade bei leistungsorientiertem Walking ist es wichtig, im Rhythmus der Schritte tief in den Bauch zu atmen – zum Beispiel während drei Schritten einatmen und über drei Schritte ausatmen.*

### 9. bis 12. Woche

**Gelände**: Neben Ebene und Hügeltraining nehmen Sie ab jetzt auch einen leichten Berglauf in Ihr Programm mit auf.
**Zeit**: 60 Minuten und mehr
**Häufigkeit**: 4- bis 6-mal pro Woche
**Pulsfrequenz**: 75 bis 85 Prozent vom Maximalpuls

### Zum Weitermachen

Sie sind so Walking-erprobt, dass Sie sich neue Herausforderungen suchen können:
➤ Interessante Laufstrecken in anderen Ländern, Strandwalks im Sand, die mehr Kraft erfordern, oder sogar die Teilnahme an leichten Wettkämpfen. Ihren Zielen sind keine Grenzen gesetzt!

## info:

### OZONALARM. GEFÄHRLICH FÜR WALKER?

Meist erfolgen die Warnmeldungen im Radio an schönen, sonnigen Sommertagen, wenn man so richtig Lust auf seinen Outdoor-Walk hat. Wie kommt es immer gerade dann zur Ozonbildung?

Ozon ist ein Reizgas, das aus der Verbindung von Autoabgasen und intensiver Sonneneinstrahlung entsteht, und in Bodennähe absinkt. Deshalb erreichen die Ozonwerte am Mittag, bei höchstem Sonnenstand, auch ihre Maximalwerte. Empfindliche Menschen können bei starker Ozonbelastung unter Atembeschwerden leiden.

➤ Bei Ozonalarm sollten Walker frühmorgens oder abends trainieren, wenn die Ozonwerte niedriger sind. Wer unbedingt die Mittagspause für seinen Walk nutzen will, sollte zumindest verkehrsreiche Straßen meiden.

Die aktuellen Ozonwerten können Sie bei den zuständigen Umwelt- und Gesundheitsbehörden erfragen.

# Rundum
# schlank,
## straff & fit

## Das Programm zum Schlankwerden

So ein Fatburner-Programm kann jeder mitmachen, der gern walkt – ob untrainiert oder bereits geübt. Hier kommt es hauptsächlich auf eine gesteigerte Fettverbrennung an, obwohl auch die Fitness dabei nicht zu kurz kommt.

➤ Durch regelmäßiges Walken mit niedriger Pulsfrequenz wird der Stoffwechsel angekurbelt. Auch die Muskeln müssen mehr arbeiten. In deren Zellen werden die meisten Fette verbrannt. Noch Stunden nach dem Training, während Sie längst wieder gemütlich irgendwo sitzen, läuft Ihr Stoffwechsel auf Hochtouren; der Körper verbraucht mehr Kalorien.

➤ Diesen Schlank-Effekt sollten Sie durch entsprechende Ernährung forcieren.

## info:

### FATBURNER – SO ESSEN SIE SICH SCHLANK

Ausgewogen, nicht zu fett und nicht zu süß – so lautet die Faustregel für eine schlanke Figur. Bestimmte Stoffe in unseren Nahrungsmitteln unterstützen außerdem die Fettverbrennung:

**VITAMIN C** aus Kiwis oder Zitrusfrüchten fördert die Produktion des Schilddrüsenhormons Thyroxin, das als »Motor« bei der Fettverbrennung gilt.

**MAGNESIUM** ist ein Trainings-»Elixir«. Es wird von Muskeln und Herz benötigt. Morgens ein Vollkornmüsli mit Nüssen deckt den Tagesbedarf.

**LINOLSÄURE** sorgt für eine gesunde Darmschleimhaut. Damit bei der Verdauung aus Fett Energie entsteht und es nicht in den Depots landet. Enthalten ist die ungesättigte Fettsäure in kaltgepressten Ölen, Fisch, Leinsamen. Um sie zu verwerten, braucht der Körper gleichzeitig Vitamin E (z. B. Weizenkeime, Sojabohnen).

**L-CARNITIN** aus Milchprodukten und rotem Fleisch ist beteiligt an der Energieversorgung der Muskelzellen. Als Kapsel eingenommen, bei gleichzeitigem Bewegungstraining, baut es Fett ab.

### Nicht entmutigen lassen!

Anfangs werden Sie große Fortschritte machen. Schon nach vier Wochen können Sie feststellen, wie das Gewebe deutlich fester wird, die Cellulite sich verbessert und die Pfunde schwinden. Zwischendurch kann es aber auch zu einem Stillstand kommen. Ihr Organismus braucht eine »Verschnaufpause«. Trainieren Sie unbeirrt weiter, bis Sie Ihr Figurziel erreicht haben.

*Den inneren Schweinehund können Sie leichter überwinden, wenn Sie sich regelmäßig zum Walken verabreden. Gemeinsam macht es noch mehr Spaß.*

# Ihr Trainingsplan für 12 Wochen

## 1. bis 4. Woche

**Gelände**: Ebene Wege im Park oder Wald wählen. Keinen harten Asphalt, weil durch den harten Auftritt die Wirbelsäule belastet wird.
**Zeit:** 30 bis 45 Minuten
**Häufigkeit:** 3-mal pro Woche
**Pulsfrequenz:** 60 bis 75 Prozent vom Maximalpuls (220 minus Lebensalter)

## 5. bis 8. Woche

**Gelände**: Flachland sowie Laufrouten mit leichter Steigung.
**Zeit:** 45 bis 60 Minuten
**Häufigkeit:** 3- bis 4-mal pro Woche

## 9. bis 12. Woche

**Gelände**: Ebenen und leichte Steigungsgrade abwechseln.
**Zeit:** 60 Minuten und mehr
**Häufigkeit:** 3- bis 5-mal pro Woche
**Pulsfrequenz:** 60 bis 75 Prozent vom Maximalpuls

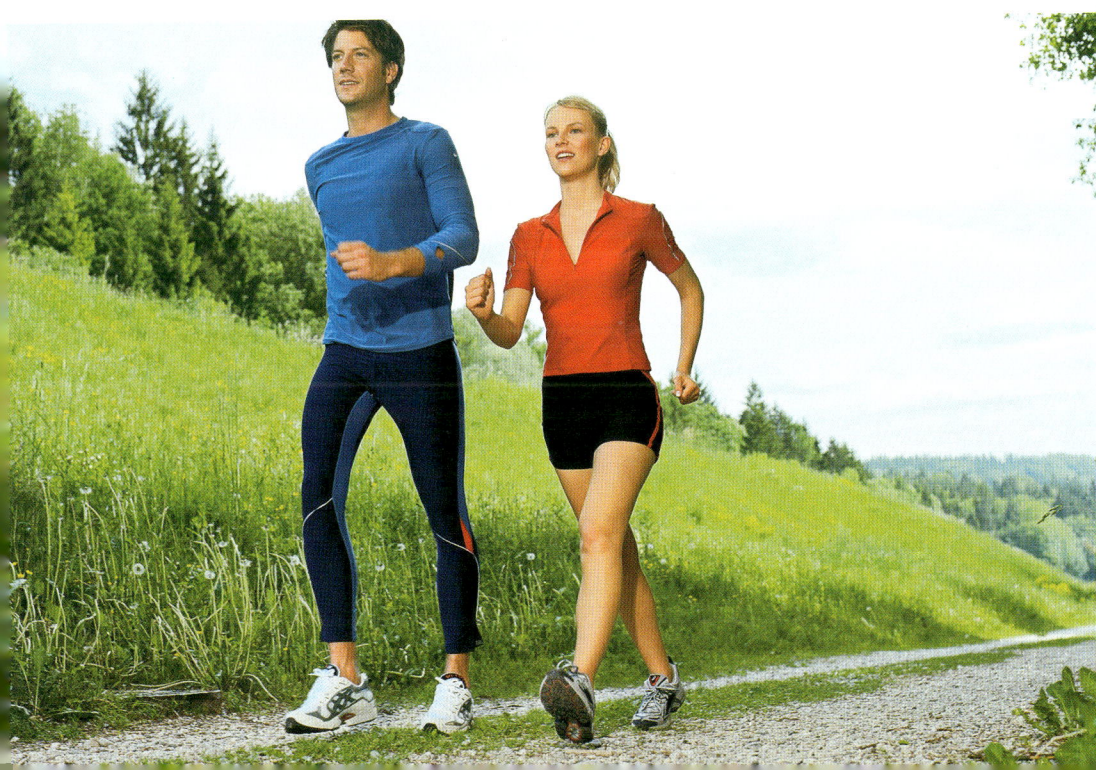

# Good bye, Stress!

## Walken verändert die innere Haltung

Gerade für gestresste Menschen, die sich im Job körperlich wenig betätigen, ist Walken ein großartiger Ausgleich.

Durch die gleichmäßigen Bewegungen, den Sauerstoffkick und das Erlebnis der freien Natur baut sich Stress schneller ab, Konzentrationsfähigkeit und Kreativität werden gefördert. Bei regelmäßigem Training stellt sich schon nach relativ kurzer Zeit ein Hochgefühl ein, weil im Körper Endorphine ausgeschüttet werden.

Diese Wohlfühlhormone tragen dazu bei, dass Sie dann auch in hektischen Situationen nicht gleich die Ruhe verlieren.

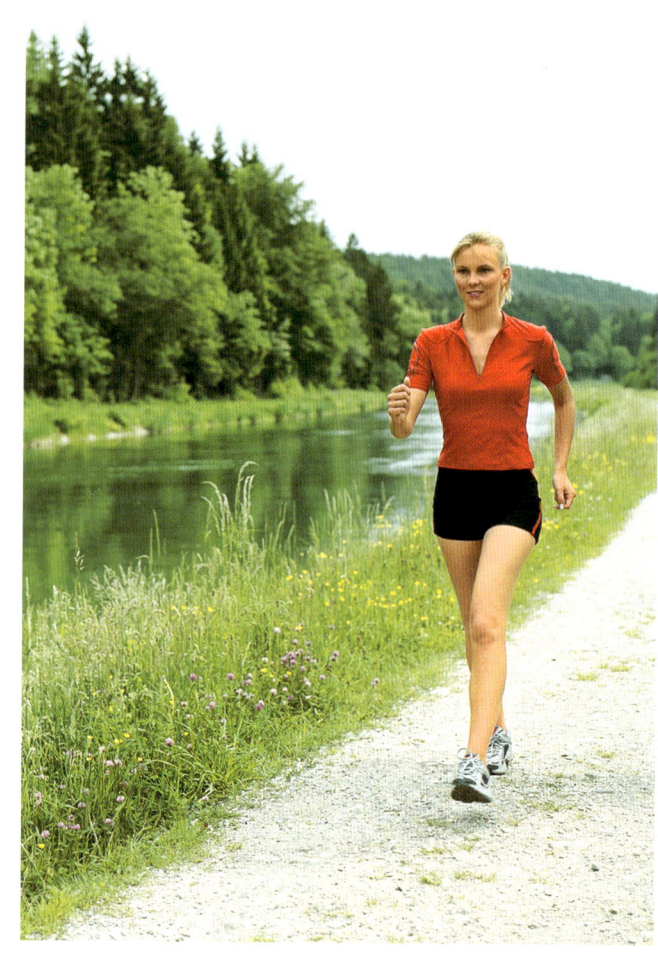

*Je entspannender die Umgebung, desto wohltuender das Gehen. Ruhig dahinströmendes Wasser ist der ideale Begleiter bei meditativem Walking.*

## Ihr Trainingsplan für 12 Wochen

### 1. bis 12. Woche

**Gelände**: Ebene Wege im Park oder im Wald.
**Zeit**: 20 bis 35 Minuten
**Häufigkeit**: 3-mal pro Woche
**Pulsfrequenz**: 60 bis 75 Prozent vom Maximalpuls (220 minus Lebensalter)

### Stressfrei Walken

Im Alltag müssen Sie sich ständig auf unterschiedliche Situationen einstellen, neuen Anforderungen gerecht werden. Ihr Walking-Programm für die nächsten drei Monate sollte deshalb das genaue Gegenteil sein. Gleichmäßig, beruhigend und entspannend. (Siehe auch Zen-Walking, Seite 27.)

➤ Sie walken stets im einfachen Gelände. Ihre Aufmerksamkeit richtet sich ganz auf die gleichmäßige Tiefe Ihrer Atemzüge.

Um Sie herum Natur pur. Keine störenden Umweltgeräusche, kein Straßenlärm – und kein Walkman auf den Ohren.

### Wohltat für Nerven und Muskeln

Das Laufen im Sauerstoffüberschuss, also im aeroben Bereich (Seite 6), setzt im Gehirn nicht nur die kleinen Glücksboten (Endorphine) frei, die durch das Nervensystem strömen. Das vegetative Nervensystem, das durch hohe Leistungsanforderungen im Job und ständige Reizeinwirkungen überstrapaziert ist, beruhigt sich, es werden weniger Stresshormone aktiviert.

Psychischer Druck hat auch direkte Auswirkungen auf den Muskeltonus: Durch die harmonischen Bewegungen des Gehens wird die muskuläre Anspannung herabgesetzt. Beim Walken kommt es deshalb zu einer effektiven emotionalen und körperlichen Erholung.

## tipp:

### DEM JET-LAG DAVONLAUFEN!

Vermutlich kennen Sie das Problem: Mit dem Überfliegen mehrerer Zeitzonen verschiebt sich die innere Uhr. Bis sich der Biorhythmus auf den Zielort eingestellt hat, vergehen oft Tage mit eigenartiger Müdigkeit und innerer Spannung.

➤ Der Jet-lag wird Ihnen weniger Probleme machen, wenn Sie bereits an Bord Ihre Uhr auf die neue Zeit umstellen und sich verhalten, als wären Sie schon an Ihrem Reiseziel: also tagsüber aktiv sein und nachts schlafen. Steigen Sie dann aus dem Flugzeug, nehmen Sie Ihr Walking-Training zur gewohnten Zeit auf. Der Jet-lag bleibt so einfach auf der Strecke.
Reisen ist im übrigen ideal, um neue Walking-Reviere kennenzulernen. In vielen Hotels gibt es entsprechende Tipps und sogar Pläne mit Walking- bzw. Jogging-Routen.

# Gesucht – gefunden

## Buchtipps

Edwards, Sally: *Leitfaden zur Trainingskontrolle;* Meyer & Meyer Verlag, Aachen

Grillparzer, Marion: *Fatburner. So einfach schmilzt das Fett weg;* Gräfe und Unzer Verlag, München

Grillparzer, Marion/Kittler, Martina: *Fatburner. Das Ernährungsprogramm;* Gräfe und Unzer Verlag, München

Höfler, Heike: *Atemtherapie und Atemgymnastik;* Trias Verlag, Stuttgart

Rüdiger, Margit: *Bauch, Beine, Po. Bodystyling BBP;* Gräfe und Unzer Verlag, München

Wade, Jennifer: *Basic Fitness;* Gräfe und Unzer Verlag, München

Wade, Jennifer: *Fatburner. Das Fitnessprogramm;* Gräfe und Unzer Verlag, München

Weber, Alexander: *Hilf Dir selbst: Laufe!;* Junfermann Verlag, Paderborn

## Hilfreiche Adressen

Jürgen Decrusch
  Hochstraße 21a
  81669 München

Deutscher Leichtathletik-Verband, Referat Breitensport
  Julius-Reiber-Straße 17
  64293 Darmstadt

Arbeits- und Forschungsgemeinde für Atempflege e.V.
  Waldstraße 5
  10551 Berlin

*Info über Herzfrequenzmesser:*
Polar Electro GmbH
  Hessenring 24
  64570 Büttelborn

## Sachregister

**A**bnehmen 6, 7, 12, 35, 42 f.
Abwechslung 17
Abwehrkräfte 7
Aerob/anaerob 6, 12
Allein trainieren 17
Anfänger 21, 22 ff., 35, 36 f.
Anstrengung 17, 28
Armpumpen, Überkreuz- 26
Armschwung 24, 26
Atemnot 12, 28
Atemübungen 14 f., 25
Atmung, richtige 14, 25
Aufwärmen 27, 30, 37
Ausdauer 7, 35, 38 f., 40 f.
Ausdauersport 5
Ausreden 17
Ausstrahlung 7

**B**asisprogramm 36 f.
Bauchatmung 15, 25
Belastung, Trainings- 5, 12, 28
Bergtraining 19, 26, 27

Besenreiser 23
Beweglichkeits-Test 9
Bewegungsspektrum 26
BH, Sport- 29
Blasen am Fuß 10, 28
Bluthochdruck 7
Busen 29

**C**hronobiologische Abläufe 16
Climb-Walking 27, 32
Cool-down 30, 37

**D**ehnübungen 30 f.
Denkleistung 7

**E**ndorphine 16, 17, 44
Entspannung 17, 21, 45
Ernährung 42
Euphorie 16

**F**atburner 42
Fehler, häufige 28 f.
Fettanteil, Körper- 7
Fettverbrennung 6, 42
Fitness-Check-up 8 f.
Fitness-Studio 19
Flüssigkeit 39
Flüssigkeitsmangel 28
Fortgeschrittene 18, 19, 26
Frühaufsteher 16
Fußpilz 29

**G**ang, richtiger 22
Gehen, olympisches 5
Gehirn 7
Gelände 18 f.
Gelenkschmerzen 21
Gesichtsmuskeln 26
Gewicht 6, 7, 12, 35, 42 f.

Glücksgefühl 16, 44
Gruppentraining 17, 18

**H**altung, innere 44
Haltung, Körper- 22 ff.
Herzfrequenzmessgeräte 13
Herz-Kreislauf-Probleme 6, 7
Heuschnupfen 29
Höhentraining 32
Hotel 18
Hüft-Walk 26
Hügeltraining 19

**I**mmunsystem 6, 7
Indoor-Training 19
Isometrik 33
Iso-Walking 33

**J**et-lag 45

**K**leidung 10
Knie 19, 23
Kondition 35, 38 f., 40 f.
Konditions-Test 8
Konzentrationsfähigkeit 7, 44
Körperhaltung, optimale 22 ff.
Kraft-Test 8
Krampfadern 23
Kreativität 7, 44
Kreuzbänder 19

**L**aufband 19
Laufstil 26
Leistungsdruck 17, 21
Leistungsfähigkeit 7
Leistungskurve 16

**M**ahlzeit 28
Meditatives Walking 27

Meniskus 19
Morgenmuffel 16
Motivation 16 f.
Musik 17, 40, 45
Muskelanspannung/-tonus 45
Muskelkater 21, 28
Muskel-Test 8
Muskeltraining 7, 26

**N**asenatmung 15
Natur, freie 18
Nordic-Walking 32

**O**ffroad-Training 19
Osteoporose 6, 7
Outfit 10
Ozon 41

**P**ower-Walking 5
Profi-Technik 26
Programme, Walking- 34 ff.
Pulsfrequenz 12 f

**R**egen 10, 17
Reisen 18
Routen, Walking- 18 f.
Rückwärtsschritt 26
Ruhepuls 38

**S**auerstoffaufnahme 7
Sauerstoffmangel 14
Schlankwerden 6, 7, 12, 35, 42 f.
Schmerzen 21
Schritttechnik 23
Schuhe 10, 28
Schwangerschaft 21
Schweiß, Fuß- 10
Seitenstechen 14, 25, 28
Socken 28, 29

Sonnenschutz 29
Steigungen 19
Stöcke 32
Stoffwechsel 6, 42
Stress 7, 17, 35, 44 f.
Stretching 30 f., 37

**T**echnik, Walking- 22 ff.
Tempo 5 f., 26, 30
Trainingskleidung 10
Trainingslevel 8
Trainingspläne 37 ff.
Trends 32
Treppentraining 27
Trinken 37, 39

**Ü**berbelastung 21, 28
Übergewicht 17
Überkreuz-Armpumpen 26

**V**arianten, Trainings- 32
Venen 23
Voraussetzungen, Trainings- 5

**W**adenkrämpfe 28
Wald 19
Walkman 17, 40, 45
Warm-up 32, 37
Wege 18 f.
Weight-Walking 32
Wiggle-Walk 33
Wogging 32

**Z**ehennägel, blut-
    unterlaufene 10
Zeitmangel 17
Zeitpunkt, Trainings- 16
Zen-Walking 27
Zwerchfell 14, 25

## Über die Autorin

Margit Rüdiger, geboren 1955 in München, hat sich seit vielen Jahren als Journalistin und Buchautorin auf Beauty- und Fitness-Themen spezialisiert. Sie schreibt unter anderem für Frauenzeitschriften wie *Madame, Elle* und *Marie Claire* und hat bereits mehrere Schönheits-Ratgeber veröffentlicht. Seit ihrem 20. Lebensjahr walkt sie und macht regelmäßig Body-training.

*Fachliche Beratung*
Jürgen Decrusch, geboren 1973 in Zürich, ist Diplom-Sportleh-rer/-Wissenschaftler und hat Trainerlizenzen in den Sport-arten Leichtathletik (DLV), Ski (DSV), Tennis (WTB/ DTB), Schwimmen, Spinning und Thai-Boe. Als Personal Trainer und Coach betreut er heute Geschäftsleute, Medienstars und Leistungssportler. Seine Schwerpunkte sind Ausdauer-training, Gewichtsreduzierung, Rehabilitation und Prävention.

## Wichtiger Hinweis

Die Ratschläge des vorliegen-den Buches wurden sorgfältig recherchiert und haben sich in der Praxis bewährt. Alle Lese-rinnen und Leser sind jedoch aufgefordert, selbst zu ent-scheiden, ob und inwieweit sie die Anregungen aus diesem Buch umsetzen wollen. Autorin und Verlag übernehmen keine Haftung für die Resultate.

## Bildnachweis

Fotoproduktion:
Andreas Hosch

Weitere Fotos:

GU (M. Jahreiß): S. 11, 13;
Ifa-Bilderteam: S. 6 (Weststock), 19 (Nägele);
Image-Bank: S. 16 (R. v. Petten);
Mauritius (N. Fischer): S. 34

## Impressum

© 2001 Gräfe und Unzer Verlag GmbH, München
Alle Rechte vorbehalten, Nach-druck, auch auszugsweise, sowie Verbreitung durch Film, Funk, Fernsehen und Internet, durch fotomechanische Wiedergabe, Tonträger und Datenverarbei-tungssysteme jeder Art nur mit schriftlicher Genehmigung des Verlages.

Redaktion: Ilona Daiker
Lektorat und Gestaltung: Felicitas Holdau
Layout: Heinz Kraxenberger
Umschlag: independent Medien-Design
Herstellung: Helmut Giersberg
Lithos: W & Co., München
Druck/Bindung: Alcione, Trento

ISBN 3-7742-3336-5

Auflage   5.   4.
Jahr      05   04   03